新装版

漢方医学

大塚敬節 著

創元社

新装版への序文

大塚　恭男

本書は創元医学新書の一冊として、昭和三十一年に刊行された。当時は、漢方が再認識され大衆化しはじめたころとあって、できるだけやさしく漢方の基本を書いた入門手引書が求められた。その求めに応じて書かれたのが本書である。

その後十七年を経た昭和四十八年に、増補改訂を施して新版を出したが、ほぼ毎年版を重ねて、初版から通算すれば三十五刷となった。

あいかわらず読者の需要は根強く、このたび単行本として本文を全面組替えし、装いもあらたにして刊行することになった。

著者である私の父、大塚敬節が亡くなってから二十年を経て、なお本書があらたに命を吹き込まれて世に送り出されるとは、著者本人も想像さえしなかったことであろう。

出版社は「この本はすでに古典です」と言う。そうであるならば、できるだけ原形をとどめねばなるまいと考えて、必要最少限度の手を入れるのみとした。本書が漢方の道を志す人々にとって、よき入門書として読み継がれることを祈っている。

目次

新装版漢方医学

漢方医学の魅力

1　世人はなぜ漢方に期待するか——漢方復興はブームではない

この頃、漢方ブームという言葉がマス・コミでしばしば用いられるようになった。そのため、漢方はなぜブームを起こしているのか、そのわけを話して下さい、という質問をたびたび聴くようになった。

この質問に対して、私はまず「漢方はブームを起こしているのではない。明治以後、しいたげられてきた漢方医学がやっと息の根を吹き返したところだ」と、まずジャーナリストに一撃をあたえることにしている。

ブームというのは、にわかに隆盛になって、やがてまた衰微するものに用いられる言葉であるから、漢方ブームという言葉を聞くと私は腹が立ってくる。

『広辞苑』を見ると、「ブーム（Boom）①にわかに需要が起り、価格が暴騰すること。にわか景気。

②あるものごとがにわかに盛んになること」とある。

私たちが漢方復興のために尽力するようになってからすでに四十年あまり経過している。この四十年間の努力の結果、やっと芽を吹き出しかけたところが今日の漢方の状態である。決してブームなどと呼ぶべきものではない。

私が『皇漢医学要訣』という本を出したのは昭和七年である。どこも出版してくれる店がないので、自費で五百部を刷った。しかもそれが売りつくされるのに四〜五年もかかった。ところが、この頃は、あとからあとから漢方の本が出る。それがみなよく売れるので、私のところへも、いろいろの出版社から原稿を頼みにくる。

また通俗雑誌も漢方の記事をよく載せる。反響が多いからだという。私は昭和四十三年一月五日から週刊朝日に「漢方入門」という記事を載せたことがある。半年間連載の約束であったが、あまりに好評なので九カ月つづけた。この記事を読んで、私の住所を問い合わせる葉書や電話が殺到し、アルバイトを雇ってそれの処理にあたるという状態がつづき、そのため私の診療所は多忙を極め、私は心身ともに疲れ果て、通俗誌に記事を書くことにこりごりした。

こんな状態であるから、ジャーナリストたちが漢方ブームという言葉を用いるのは無理からぬことのように思われる。しかし漢方への世人の関心は、やがて消え去る線香花火式のブームではなく、その拠《よ》って来たる原因は深いところにある。

それでは、なぜ漢方治療に世人が多くを期待するようになったか、その点についての私見を述べてみよう。

現代医学で用いる薬に対する不安

ある婦人は訴える。「不安を打ち消して安眠するために精神安定剤を飲んでいる。これを飲んでいると眠れる。しかし長期間これを飲んでいると中毒になってやめられなくなる。それに肝臓が悪くなるということも聞かされたので、やめたいと思った。だが、やめると眠れなくなる。しかし、いつまでも安定剤を飲みつづけることは不安である。安定剤に代る漢方薬をいただいて、不安のない安眠のできるからだになりたい。」

またあるリウマチの婦人は悩む。「ステロイドを飲むと痛みが楽になる。やめるとまた痛む。しかし続けていると、いろいろと副作用が出るので、なるべく飲まないようにしたい。ステロイドを飲まないでも痛まないようになりたいのです。」

また気管支喘息の少年を連れてきた母親は言う。「発作で苦しいときには、近所の先生の薬を飲むと楽になる。しかし根治はしない。いつまでも同じことをくりかえしている。漢方治療をしていると、体質が改善されて根治するということをお聞きしたので、永くかかってもよいから、根から治してやりたいのです。」

このような化学薬品に対する不安や不信は、サリドマイドによる奇形児の問題などで一層はげしくなり、いっさいの化学薬品が恐ろしくて飲めないという人もあらわれてきた。

薬害の残るのを恐れるこれらの人たちが、安全な漢方薬を求めるようになり、このため漢方の薬局が、驚くべき勢いで増加してきた。このように漢方の薬局が増加しているのに、漢方専門の医院は次第に減少している。昭和初期頃は東京だけで漢方専門の医院が二十軒ほどあった。これはいかなることを意味しているだろう。

その第一は、昭和八年に、当時の内務省令によって、医師は漢方を標榜して門戸を張ってはいけない、という遠因があったからである。薬剤師は漢方薬という看板を掲げることができるのに、医師は漢方という看板を掲げてはいけないばかりか、投薬袋にも診察券にも漢方という字を入れることを禁止されたのである。

このことは、内科医が「内科」を標榜できないのと同様、漢方専門で開業しようとする医師にとっては大きな障害になったのである。

第二は、戦後の社会保険制度の普及である。漢方の真髄を発揮する治療は、現代の社会保険制度の制約下ではやれない。そのため、近代医学の治療をやりながら漢方の治療もやる。そうしなければ経済的に行きづまる。これが漢方専門の医院が次第に減少している原因であろう。

現代医学は進歩発展したというが、まだまだ治らない病気が多い

現代医療で、患者が望むように、病気が治るなら、漢方治療を受ける患者は少ないであろう。ところが現状では、まだまだ治らない病気が多いばかりか、逆に医原病で苦しめられるものもある。

私の患者には、医療の担い手である医師や薬剤師、ならびにその家族が多い。これらの人たちは、現代医療の限界を知っており、また化学薬の恐ろしさを身をもって体験しているから、安全な漢方治療に身を託す気になるのであろう。

現代医学では、微《び》に入り細《さい》を穿《うが》って、詳しい検査をしてくれる。そのため入院して、数日か十数日を要することもある。ところで、いよいよ治療の段になると、あなたの病気は治りませんという診断であったり、そうは、はっきり言わないにしても、いつまでもよくならない。

このような患者が、漢方で治った人の紹介で、私たちのところにやってくる。あそこへ行けば治るという言葉ほど、患者にとって魅力のあるものはないであろう。

理論はどうあろうと、病気が治って楽になることほど患者にとってうれしいことはない。

現代医学の立場からの漢方批判に対して

ところで、現代医学の立場からの漢方への批判にもまた注目すべきものがある。

その一つは、漢方薬には成分のわからないものが多い。薬理もわかっていない。このようなものを用いて治ったといってみても、それは学問にはならない、という批判である。

現代医学でもわからないことはたくさんあるが、合理主義の立場をとる科学的医学では、将来進歩発展すれば、わからないところもわかるようになると考える。進歩発展という思想は近代西洋文明の特質であって、近代文明の中に咲いた西洋医学が、だんだん進歩すれば、現在わからないことも、そのうちにわかるようになると考えるのは当然である。

これに反して、漢方医学は、進歩発展という世界観をもたない。漢方医学を生んだ中国には、循環の世界観があって、時代とともに変化し、生々流転すると考える。

漢方医学の最高の古典である『傷寒論《しょうかんろん》』は、今から千五、六百年前にできたものと考えられているが、それ以後、この古典を凌《しの》ぐような内容の書物は、中国でも日本でも、ついに現われなかった。このため、私たちは、『傷寒論』の指示に随《したが》って治療し、それに満足している。

『傷寒論』に匹敵する西洋医学の古典に、ギリシャのヒポクラテスの医学がある。しかし、この古典は、現代の西洋医学では臨床上役立つものではない。

このように、漢方医学と西洋医学とは、その世界観を異にしている。そこで私たちは、成分や薬理のわからないものでも、経験的に、治療の役に立つということがわかっているものを用いることに、何のためらいも覚えない。現実に眼前に悩んでいる病人がいる。この病人には、経験的に、この薬を用いることによって、苦痛をやわらげ、病気を治癒せしめることがわかっているのに、その薬の成分や薬理がわからないから使用しない、わかるまで待つという態度は、医学の最高の目的が病人の苦悩を去り、疾病を治療し、予防するにあることを忘れた「人間不在」の医学のそしりをまぬがれないであろう。それだからといって、漢方薬の成分や薬理の研究が不要だという意味では決してない。むしろ、この方面の研究の進むことを願う点において、私は決して人後に落ちるものではない。

次に、漢方で治ったといっても、当てにはならない。病気には治療を加えなくても自然に治るものがあるから、漢方治療で治ったという確かなデータを出せ。治った治ったといっても信用できない。

　これが、いわゆる学者たちの漢方治療に対する批判である。たしかに、病気は、何の手当てもせずに放任しておいても、その何割かは自然治癒をする。人間には自然良能があるから、その自然良能をさまたげないようにすれば、病気は治るものである。医療は、その自然良能を助けて病気を治癒せしめる手段である。ところが逆に、薬や医療が自然良能をさまたげることすらある。その結果、はなはだしい場合には医原病という病気すら出てくるのである。

　医療が病気の治癒をさまたげることについて、中国人はすでに二千年も前から知っていた。漢書に『藝文志《げいもんし》』という書物がある。この書は、後漢の班固《はんこ》の著述であるが、そのなかに「諺《ことわざ》に曰く、病を得て、之《これ》を治《ち》せざれば、中医を得《う》」という一節がある。製薬業者や医者にとってはいやな言葉である。いまの言葉に意訳すれば、「病気になった時に、治療を加えないで、放ったらかしておけば、中等度の腕前の医者にかかったのと同じ程度の効がある」というのである。これを裏返していえば、薬や医療が自然良能をさまたげることが多いので、病気になったら、そのままにしておく方が賢いということになる。中国の漢代において、このような諺があったということは、ちょっと意外であるが、この当時、いかにヘボな医者が多かったかということにもなる。

　こんな風であるから、たしかに治ったという根拠のあるデータを出せという注文は当然のことである。これには客観的な資料が要求され、これを満たすためには、近代医学の理化学的な検査が重要な役割をもつことになる。ところで日本の現状は、このような要求を満たすに足る研究施設が皆無であるといってよい。この点は、医師自身にも責任があるが、政治家の大きな怠慢である。今後は、この方面の道が開けることを望んでやまない。

なお、拙著『漢方の特質』(一九七一年、創元社刊)には、具体例を挙げて、この漢方と近代医学との差異を論じてあるので、参照を乞う。

2 漢方治療とはどういうものか——その実例の二、三

私たちが日常用いる重要な薬物と薬方(処方)については、あとで述べる。またその薬方の用法についても後述するが、ここでは漢方の治療の実例を少しばかり挙げておく。

抑《よく》肝《かん》散《さん》

漢方の薬方の一つに抑肝散というのがある。この薬方は、当帰《とうき》・釣藤《ちょうとう》・川芎《せんきゅう》・朮《じゅつ》・茯苓《ぶくりょう》・柴胡《さいこ》・甘《かん》草《ぞう》からできているが、私はこれにしばしば芍薬《しゃくやく》を加えて用いる。

四年ほど前のことである。生後一カ年あまりの男の子を、山陽地方の某市から、父親と母親とが連れて来院した。

その患者は、まだ這うことも坐ることもできず、寝たきりで、手足を少し動かすだけ、言語も何を言っているのか全くわからない。地元の病院で小児麻痺と診断され、治療を受けているが、何の効もないという。心身ともに発育が悪く、血色もよくない。

このような患者に、私はいつも抑肝散に芍薬を加えて用いるので、これを一カ月分あたえた。

一カ月あまりたつと、父親が手紙で薬を注文してきた。それによると、だんだん手足の動作が活発になって、表情も明るいと言ってきた。

二カ月たつと、次のような手紙が来た。

「最近、特にひとりで運動がよくでき、立って歩くようになりました。四つん這いはできませんが、背を下に、足で蹴《け》って前に進むので、そのせいか、よく眠るようになりました。手のかたさは感じられませんが、自分で動かす手の動作がスムーズでありません。小児麻痺の特徴でしょうか。坐ることはだいぶしっかりして、ひとりで三十分ほど坐ります。首はまだしっかりしませんが、初めて診ていただいた頃よりだいぶよくなりました。」

小児麻痺にかぎらず、小児の痙攣発作《けんれんほっさ》、発育不良、クル病、チック病、神経質などにも、この抑肝散という薬方は不思議とよく効く。この方《ほう》は元来、小児の癇《かん》を治すために薛鎧《せつがい》（中国の古の医者）という名医が創作したものである。この抑肝散の中に釣藤《ちょうとう》という薬物が入っているが、この釣藤が、この薬方のなかでは、重要な作用をもっているものと、私は考えている。

釣藤として私たちが用いているものに、中国産のものと日本産のものとがあるが、日本産のものは、アカネ科のカキカズラで、鉤《かぎ》になっているところがよいとされている。刈米達夫・木村雄四郎共著の『和漢薬用植物』によると、このものの葉と鉤に、リンコフィリン、イソリンコフィリンが含まれていて、少量で呼吸中枢を興奮させ、青蛙の心臓に対しジギタリス様の作用を呈し、血圧はリンコフィリンによっていちじるしく下降し、末梢血管を拡張する、となっている。しかし、この成分や薬理作用によっただけでは説明できない臨床上の薬効を釣藤はもっている。

釣藤は、漢方の最古の古典である『傷寒論《しょうかんろん》』『金匱要略《きんきようりゃく》』『神農本草経《しんのうほんぞうきょう》』などには記載されておらず、梁の陶弘景の著した『名医別録』という書物に初めて見えている。宋代の『重修政和経史証類備用本草』の第十四には、釣藤について次のように出ている。

「釣藤は、微寒《びかん》（注1）、毒なし。小児の寒熱、十二の驚癇《きょうかん》（注2）、陶弘景は、小児を療するに用い、その他には用いないという。臣、禹錫《うせき》等、謹んで按《あん》ずるに、蜀《しょく》本に云う、味苦（注3）、薬性論に云う、釣藤、味甘（注4）、平、能く小児の驚啼《きょうてい》（注5）瘈瘲《けいじゅう》（注6）熱擁《ねつよう》（注7）をつかさどる。日華子に云う、客忤《きゃくご》（注8）胎風《たいふう》（注9）を治す。」

注1　漢方では、薬物を寒、熱、温、涼、平に分け、熱をとり消炎作用のあるものが寒や涼の薬物で、新陳代謝を促し、血行を盛んにするものが熱と温の薬である。釣藤は少し寒の性質があるということである。

注2　わずかな刺激でも興奮して、ひきつける病気で、十二というのは、深い意味はなく、種々雑多の驚癇ということである。

注3　漢方薬には、味を、甘、苦、酸、鹹というように分ける分類法があるが、これも書物によってまちまちで統一がない。
注4　先には苦といい、ここでは甘という。
注5　神経質に泣くのをいい、夜啼きなどもこれに入る。
注6　けいれんを起こしたり、ひきつけること。
注7　熱のために意識がふさがって、はっきりしない。
注8　物におどろいて、ひきつけたり、意識が一時消失すること。
注9　初生児のけいれん。

薛鎧《せつがい》の書いた『銭氏小児直訣』の註のところに、抑肝散について次のように出ている。

「抑肝散は、肝経の虚熱、発搐《はっちく》あるいは発熱咬牙あるいは驚悸寒熱あるいは木土に乗じて痰涎を嘔吐し、腹膨少食、睡臥安からざる者を治す。」

以上の記載から、抑肝散が乳幼児の痙攣発作、意識の消失などを主訴とするいろいろの病気に効くことがわかる。しかし、これらの薬効に釣藤が占める役割の大きいこともよくわかる。私の臨床上の経験から、釣藤には脳血管の痙攣を抑制し、血流をよくする効があるのではないかと思っている。

さて、このように抑肝散は乳幼児から小児を対象に用いられてきたが、わが国では、徳川時代の一流の名医であった和田東郭が、この薬方を大人の中風（脳出血、脳軟化症）や神経症に用いることを考え、この方が小児専門の薬でないことを証明した。東郭はこの方に芍薬を加え、多怒、不眠、性急の症のはなはだしいものに用い、腹直筋が腹表に浮かんだように触れるものを目標とした。そこで、よく腹が立ちやすく興奮する、眠れない、いらいらして落ちつきがない、興奮すると顔が蒼くなってぶるぶるふるえる、などの症状は、この方を用いる目標である。腹診して、腹直筋が腹表に浮かんで触れないものでも、この方は効くが、多くの場合、腹直筋の緊張を証明できる。

釣《ちょう》藤《とう》散《さん》

釣藤を主薬とする薬方に釣藤散がある。この方は、『本事方』という書物に出ていて、「肝厥《かんけつ》の頭痛を治す」とある。浅田宗伯の『勿誤薬室方函口訣《ふつごやくしつほうかんくけつ》』には「此の方は俗にいわゆる癇症《かんしょう》の人、気逆甚だしく、頭痛眩暈《げんうん》し、或は肩背強急、眼目赤く、心気鬱塞《うっそく》する者を治す」とあり、私は『症候による漢方治療の実際』で、この方の応用目標を次のように述べている。

「この薬方を用いる目標に早朝時の頭痛があるが、早朝の頭痛でなくとも、のぼせる、肩がこる、めまいがする、耳が鳴る、眼が充血する、または眼がかゆかったり、眼がくしゃくしゃしたりする、つまらぬことに腹が立つ、取り越し苦労をして気分が鬱陶《うっとう》しい、からだが宙に浮いたようで足が軽く、ふらつく、などの症状があって、頭痛するものに用いる。腹部は軟弱で、あまり強く緊張していないことが多い。老人に多くみられるが、若い人でも皮膚が枯燥して光沢の少ないという点を応用上の参考とする。」

次に最近の例を挙げてみよう。

患者は初老の主婦で、体格は中肉、中背で、血色はあまりよくない。それまでには大した病気にかかったことはなかったが、五月中旬に、突然、悪心《おしん》を伴う頭痛におそわれた。それと相前後して、右眼の視力がなくなった。

そこで有名な眼科病院にかかり、動眼神経麻痺と診断されて治療したが軽快せず、公立の某病院にもかかったが治らないので、さらに某医科大学の付属病院にかかり、脳動脈瘤の疑いで入院して、いろいろ診てもらったが、はっきりした診断がつかないまま退院した。十月になって、また別の病院に入院したが、依然として頭痛と耳鳴は治らない。しかし視力は少しずつ回復してきた。

私の初診は十二月十二日で、脈は沈小、腹部は軟弱、無力で、どこにも抵抗を触れない。臍部《さいぶ》の動悸もない。

主訴は、頭痛と右の耳鳴で、肩こりがあり、右の肩甲関節周囲炎がある。視力はかなり回復している。血圧は一四六―一〇四。大便一日一行。

以上の所見から、脳動脈の硬化があるだろうと考えられるが、とにかく釣藤散をあたえる。

十二月二十八日、再診。

服薬二～三日で、半年以上毎日悩まされた頭痛が消失、耳鳴も大半はなくなり、血圧一三二―九六。

こんなことなら、病院をわたり歩かないで、もっと早く漢方にかかればよかったと、患者は述懐した。

病名がはっきりしないと治療方針のきまらない現代西洋医学と、病名がわからなくても「証」の診断がつけば治療可能な漢方医学との違いが、はっきりしている好例である。

私の今までの経験では、脳動脈硬化からくる頭痛には、この釣藤散がよく効く。脳動脈硬化からの頭痛は、早朝眼がさめると痛み、起き上がって動いていると楽になる。このような患者には釣藤散の応ずるものが多い。脳動脈の硬化からくる不眠にもこの方は効くので、別に睡眠薬を必要としない。

七物降下湯《しちもつこうかとう》

この薬方も釣藤が主薬であり、釣藤の外に黄耆《おうぎ》、黄柏《おうばく》、地黄《じおう》、当帰《とうき》、川芎《せんきゅう》、芍薬《しゃくやく》の六味が入っていて、合計七味である。この薬方を創製したのは私自身であって、五十代初めに、高血圧症で眼底出血を起こして両眼が失明する寸前に、この方を考案して用いることによって、どうにか盲人にならないですんだ。そこで『東洋医学会誌』(第五巻・第三号)に、「釣藤、黄耆の加味による高血圧症の治療」と題して発表したが、本書には『症候による漢方治療の実際』の高血圧症の中から一部追加訂正して引用しながら述べておこう。

私は幼少の頃から蒲柳《ほりゅう》の質(体質の弱いこと)であったが、死ぬような大病はあまりしなかった。十八歳の時、肥厚性鼻炎の手術をしたさい、中耳炎になったことがあり、そのとき死ぬかもしれないと父母は気づかったという。四十一歳の時、腎石の疝痛で十日ほど床について、赤小豆大の石が二個出た。

血圧は測ったことがなく、高いとは思っていなかった。しかし三十歳ぐらいの時から、朝、眼がさめると、ひどい頭痛がして起き上がれないことがたびたびあった。それが何の原因か自分でもわからなかった。ところが、それは夕食を食べすぎたり、夕食のあとで果物や菓子を食べると、その翌朝、頭痛が起こるということがわかったので、それをつつしむようになって、その頭痛はなくなった。それから朝食に重点を置き、夕食を軽くすますようにしている。

私は酒も夕バコものまない。砂糖の入ったものは嫌いである。塩せんべいや塩辛いものが好きである。ところで、いろいろの無理がたたったのか、五十一歳の夏頃から、ときどきめまいがしたり、午後になると吐息が出たり、のぼせて頭痛がするようになった。秋になると腰が痛くなって、寝返りが困難となり、朝起きて靴下をはくのにも苦しむほどになった。その頃は、よほど血圧が高かったのであろうが、疲れだから、そのうちに治るだろうと、相変らず診察をつづけていた。翌年の三月二十二日の雨の日だった。どうもよく眼が見えない。おかしいなあと思ったが、曇っているからだろうと、まだ呑気《のんき》にかまえていた。三月三十一日の朝であった。寝床で額《がく》の字を見ようとしたところ、どうも変だ、右眼をつむって見ると、ほとんど見えない。これはおかしいぞと思ったが、まだ眼底出血だとは気づかない。しかし気になるので、近所の眼科で診てもらったところ、ひどい眼底出血だとのことであった。しかも出血は相当前々からつづいていたらしく、一部は結締織化しているということであった。すべては手遅れで、視力は回復すべくもなく、加速度で悪化し、二カ月の後には明暗すら弁ずることができない状態となった。

その頃の血圧の記録を見ると、四月五日までは書いていない。四月五日一四七—九〇、四月十日一七四—一〇六、四月十五日一五八—九〇。五月二十五日は一七〇—一〇四となり、四月十日とこの日が最も高かった。最低血圧の高いのが気になった。その間に私の飲んだ薬方は八味丸《はちみがん》、黄連解毒湯《おうれんげどくとう》、抑肝散、炙甘草湯《しゃかんぞうとう》、柴胡《さいこ》加竜骨牡蠣湯《かりゅうこつぼれいとう》、解労散《かいろうさん》などであったが、病勢を少しもゆるめることはできなかった。そこで、いろいろ考えた末に、私の作った薬方が四物湯《しもつとう》に釣藤、黄耆《おうぎ》、黄柏《おうばく》を加えたものであった。これを用い始めたのが五月三十日であった。この日の血圧は一四〇—九〇であった。ところが、六月三日には一二六—八六、六月四日には一三六—八六、六月五日には一一四—八〇、六月六日には一二〇—八〇という風で、最高一二〇内外、最低八〇内外の理想的の血圧になった。そのことを馬場辰二先生に話したところ、その薬方に七物降下湯《しちもつこうかとう》という名をつけて下さった。

その後も、これを引きつづき続けて飲んだが、これ以下に血圧が下がりすぎるということはなかった。現代医学の血圧降下剤は、分量が多いと下がりすぎて気力がなくなり、仕事のできなくなるということがあるが、この薬方は長く用いれば用いるほど、からだが快調になってきた。

釣藤には脳血管の痙攣《けいれん》を予防する効があるらしいし、黄耆には、毛細血管を拡張して血行をよくする効があるらしいので、これを用いることによって血圧が下がるのではないかというのが私の考えであった。四物湯を用いたのは、止血の意味であり、黄柏を入れたのは、地黄《じおう》が胃にもたれるのを予防するつもりで、まことにお粗末な恥ずかしいような浅見で組み合わせて作ったのである。

ところが六月の末に、税務署員が見舞いにきた。私は驚いた。「先生がご病気だということを聞いて、お見舞いにまいりました。今年は所得税を免税にしますから、どうぞ落ちついて充分にご養生下さい」という。私は妙な複雑な心理状態になった。私は、いよいよ駄目だなあと溜め息が出た。税務署には、私の右眼もやがて失明して、盲目になるだろうということが伝えられていたらしいが、私には本当のことが語られていなかったのである。七月の暑い日であった。どっと衂血《じくけつ》（鼻血）が出はじめ、それが口からも、ほとばしる。ものを言うこともできないほどである。黄連解毒湯を飲んだが、ますます出血はひどくなる。十八歳のとき肥厚性鼻炎の手術をしたときも出血がひどく、そのために中耳炎を起こしたのであった。私は出血しやすい体質であるらしい。こんな風で、とうとう耳鼻科の先生に鼻腔にタンポンをしてもらって、やっと止血した。私は動脈硬化のための出血であるから、いつ脳出血におそわれるかも知れないと思って悩んだ。二～三日たつと右の足がしびれてきた。いよいよ前兆かなあと感慨無量である。しかし、その頃の血圧は最高一二〇―八〇内外であった。

慢性病は生活の反応であり、その人の精神状態や飲食物は慢性病の成立に特に重大な影響があると、私は、おそまきながら、この時になって、実感として気がついた。そこで私は、自分で一番よいと信ずる養生をしてみよう、それで悪くなるのであれば運命とあきらめるよりほかはない。そう決心すると心が軽くなった。そこで毎日の食べもの、飲みものを注意深くしらべ、自分がよいと信ずることを次々に実行に移し、悪いと考えるものは一切禁止した。そして今もこれを実行しているが、この食養が私の健康保持に非常に役立っていると考えるので、患者さん達にも、自分の経験をもとにして、飲食物の摂り方の指導をしている。この食養については次に項を改めて書くことにする。

それからやがて二十年になろうとしている。私の右眼は失明をまぬがれ、脳出血にもならなかった。その間に、共著のものなど合わせて十数種の漢方の単行本を診療の余暇に書くことができた。これは私の健康状態がよかったためである。

私は自分の経験から七物降下湯を用いるコツを覚えた。そして、疲れやすくて最低血圧の高いもの、尿中に蛋白を証し、腎硬化症の疑いのある高血圧患者、いろいろの薬方を用いて奏効しない者に用いることにしている。このようにして、この薬方で血圧の安定した患者はどれほどあるか、たいへんな数に上ると思う。

3　健康と飲食物について——私の体験を中心に

慢性の病気の多くは、その人の遺伝的素因と生まれてからの生活環境の影響によって起こる。また急性の病気、たとえば怪我《けが》のようなものでも、その治癒成績は生活環境に左右される。生活環境のなかで重要なものは、毎日の飲食物である。飲食物に注意することが薬をのむことよりも大切だということを、私はここに強調しておく。

私は自分が高血圧症で眼底出血を起こして失明寸前にまで立ち至って、はじめて日常の飲食物がいかに健康に重要な影響を及ぼすものであるかを、身をもって体験した。

そこで、いろいろと研究し、工夫して、これから述べるようなものを摂取することにした。

漢方の立場では、からだの調和が破れたときに病気になる、調和を整えてやれば病気が治る、と考える。そこで、いつでも心身を全体的に観察する。いまの医学は非常にこまかく分析的に観《み》てゆくけれども、往々にして全体を忘れる。眼の病気なら眼だけをみる。漢方では、眼が悪くても脈を観たり腹を診《み》たりする。眼の病気でも全身と関連があるから、全身の調和を整えてやれば眼の病気も治るというのが、漢方の建て前である。このように、いつでも全身的に観て不調和のところを治してゆくのが漢方流の治療であるから、飲食物でもこの線に沿って摂取する。

ところで漢方では、抽象的な病気ではなく、生きている病人を治療の対象とするので、それぞれの患者の個人差を重視する。したがって、同じ病気に罹《かか》っても、体質がちがい、生活・環境を異にすれば、治療法もちがってくる。食物の場合も、大体の標準はあるけれども、こまかいところでは多少の差異は認める。

そこで、私が現在食べているものについて述べる。それには次のようないくつかの条件がつく。

一、古来、不老長寿の目的に適《かな》った、その道の研究家によって認められているもの。

二、毎日食べるものだから、嫌いなものでは困る。少なくとも、好きでなくても嫌いでないもの。

初めは好きでなかったものも、永く食べていると好きになるから不思議である。

三、永くつづける必要上、入手が楽で、簡単に自分で調理ができるもの。いちいちお手伝いの手を煩わさなくて、自分で短時間にできるもの。およそ飲食物はあまり複雑にいろいろと人の手にかかったものには、あぶないものが多い。

こんな条件に適ったものが、私の毎日の食卓にのぼる。

私は、このような食事をするようになってから、子どもの時からの持病がほとんどなくなった。いま、朝は五時半に起きて、夜の十一時半まで、診療が終ってから、本を読んだり、原稿を書いたり、手紙の返事を書いたりするが、ひどく疲れるということはない。

さいわいなことに、私は歯がまだ一本も欠けていない。虫歯もないので、堅《かた》いものも食べられる。

朝は赤小豆の入った玄米を食べている(この玄米だって赤小豆だって、これが生育する土、水、空気が全部汚されているから安全というわけではないが)。これは圧力釜で炊く。食べるとき胡麻《ごま》をふりかける。

それに大豆は毎朝かならず食べる。大豆は畑の牛肉だという言葉があるが、牛肉とは較《くら》べものにならない良いものである。非常に良質の蛋白質があって、牛肉や豚肉のように動脈硬化を起こす心配がない。私は自分でお店に行き大豆を買ってきて、それを炒《い》る。それが炒りあがる五分間のあいだに、小さい茶碗の底に、絹ごし胡麻に蜂蜜を少し入れておく。大豆が炒りあがったら、すぐその茶碗に移して掻きまぜてから食べる。

次に海藻は毎朝欠かしたことがない。ヨードやカルシウムを摂る意味で海藻は大切。コンブ、ヒジキ、ノリ、ワカメなど、いろいろあるが、私はメヒビとノリと黒のトロロコンブを食べている。メヒビはワカメの種の嚢（成実葉または包子嚢）で、これが私の大好物。お茶碗にこれを入れて、熱湯を注ぐと軟らかくなるので、それを軽くたたいて、酢を入れて食べる。

次に〝しそ小町〟という小さい梅干を二つ三つ食べる。それからニンジンを小さくきざんで油でいためたものを食べる。これはお手伝いさんに作ってもらう。ニンジンのカロチンは水に一〇パーセントしか溶けないし、ニンジンの酵素はビタミンCを破壊する作用があるので、他の野菜や果実と一緒にジュースにするのは意味がない。煮ればカロチンの五〇パーセントは利用できるし、油には七〇パーセント溶ける。

これが私の朝の食事で、朝は一日中働くためのに必要なエネルギーを得るために、こんなものを摂ることにしている。それに、一月と二月は休むが、三月から十二月までは、庭に植えてあるケールの葉を生《なま》のままで嚙《か》じる。ケールの中の栄養は理想に近いので、これでジュースを作って飲むとよいが、この頃は、毎朝食べる直前に採ってきて、自分で洗ってそのまま食べる。大きくなると葉が硬くなるので、掌《てのひら》ぐらいのものを二、三枚食べる。これは非常にうまい。この頃流行のコンフリーもよいが、これは生のままでは食べにくいので、粉末になったものが便利である。

昼食は、パンを二枚、絹ごし胡麻と蜂蜜をつけて食べる。たくさん食べると眠くなるので、なるべく簡単にすますことにしている。

卵、牛肉、豚肉、酒、タバコはとらない。

夕食は、玄米のほかに野菜類を食べるが、なるべく控え目にして、内臓にも休息をあたえるようにしている。

砂糖はもともと好まないので、欲しいとは思わないが、最近の研究で、砂糖と心筋梗塞との関係が明らかになってみると、砂糖はなるべく少ないことがよいと思っている。

私は毎日こんなものを食べて、茶は玄米茶であるが、玉露《ぎょくろ》は好きだから、一日に一回、診察を始める前に小さい湯呑みに一杯飲むことにしている。コーヒー、紅茶はあまり好まない。

ただ、ここでおことわりしておきたいのは、初めにも申し上げたように、個人差を無視して、自分がよかったから誰でもこれがよい、と押しつけるのは考えものである。また私を例にとって申しわけないが、私は牛乳は嫌いではないが、これを飲むとたちまちからだの調子が狂って、だるく、気分が重くなり、自動車に酔って吐くようになる。ところが私の懇意な人に、牛乳と生野菜だけで、米や肉を食べないで、病気一つせずに元気でいる人もある。こんな風だから、飲食物も、その人その人の個人差を考えて、自分に適したものを考案することが大切である。桜沢如一という食養の大家は、生水、生野菜、果物を禁じ、塩を多く摂ることを奨めたが、二木謙三という先生は、生水、生野菜を奨め、調味料をなるべく摂らないようにと指導し、自分もこれを実行して九十歳を越しても元気で活躍された。

世の中には、この桜沢流の適する人もあり、二木流の適する人もある。

生水を多く飲むことを奨める人と、反対に制限したほうがよいとする人とある。これも、どちらがよいといちがいに決めることはむつかしい。漢方の立場で考えると、陽証の人は水を好み、陰証の人は水を欲しない傾向があり、水を好まない人に無理に強いることは考えものである。

鵜《う》の真似をする烏《からす》にならないよう、「自分を知る」ことが大切である。

漢方医学の変遷

1　中国の部（前期）

漢方医学は、古代中国に芽生え、漢から三国六朝時代にすでに完成した。この時代に、漢方医学の古典として、もっとも権威のある『黄帝内経《こうていだいけい》』『傷寒論《しょうかんろん》』『神農本草経《しんのうほんぞうきょう》』などができた。今に伝わっているのは、もちろん、その当時のものとはかなりへだたりがあるが、これらの古典は、今もなお、漢方研究家の必読書であり、漢方医学のバック・ボーンをなすものである。

『黄帝内経』

この書の著者は不明であるが、黄帝とその臣下の六人の名医との問答の体裁をとっている。この書のできたのは秦・漢の時代であろうと思われるが、戦国時代からの古い伝承にもとづいて編纂したものと推定される。今日一般に流布している『黄帝内経素問《そもん》・霊枢《れいすう》』と称する書物は、漢代のものではなく、隋・唐時代の人びとの註釈文や追論が本文に迷入しているし、錯簡や伝写の誤りなどもみられる。『素問』は主として生理、病因、病理などの基礎医学に相当するものと、摂生、養生法などについて論じている。『霊枢』は、解剖、生理、特に漢方医学独自の経絡思想と、その物理療法（鍼《はり》、灸、按摩、刺絡《しらく》、熨法《いほう》等）について論じている。

国宝に指定されている京都仁和寺の『黄帝内経太素《たいそ》』（三十巻の中、残巻二十五巻）は、唐の楊上善《ようじょうぜん》が高宗の勅命によって註釈を加えたもので、現存の黄帝内経としては最古のものである。この書と、一般に流布している『素問』『霊枢』とを比較参照することによって、『黄帝内経』の研究は、さらに一段と新しい進展をみるであろう。

『傷寒論』

『黄帝内経』が黄河の流域を背景にして発達した医学であるのに対し、『傷寒論』は揚子江の南すなわち江南の地に起こった医学を代表する古典である。『傷寒論』は、後漢の末期に、長沙の太守をしていた張仲景という人が著したことになっているが、この人の事跡は歴史の上では明らかにされていない。

『傷寒論』は一見すると『黄帝内経』とその思想体系を異にするように見えるが、仲景が『傷寒論』を著すにあたって『黄帝内経』の思想を取り入れたために、この二つの古典には一脈相通ずるものがあるが、『傷寒論』は、薬物療法について論じ、変化のはげしい急性病を例にとって、疾病の変化とその変化に対応する治療法を述べている。

『傷寒論』では、疾病は固定したものではなく、絶えず変化してやまないものであるから、その変化の過程において「証」を診断して、この「証」に応じて治療法もまた変化して行くことを論じている（証については診断の章で述べる）。

『傷寒論』では、疾病を重篤で変化の激しい傷寒（今日のチフスのような）と、良性で変化の少ない中風（感冒のような）とに分け、さらに、その変化の過程を三陰三陽という範疇《カテゴリー》の中に入れて、その治療方針をきめる手段としている。三陽とは、太陽《たいよう》病、陽明《ようめい》病、少陽《しょうよう》病であって、三陰は、太陰《たいいん》病、少陰《しょういん》病、厥陰《けっちん》病である（これらの病の診断と治療はあとで述べる）。

『傷寒論』は張仲景の著だといわれているが、これは漢代までに伝わっていた古人の経験を集めて、これを体系化したもので、仲景の創造でないことは、いうまでもない。漢が亡んで、晋の代に、大医令の王叔和《おうしゅくか》という人が、当時、すでに散佚《さんいつ》していた『傷寒論』を撰次した。

わが国で一般に流布している傷寒論に『小刻傷寒論』がある。この書は、金の成無己《せいむい》の『註解傷寒論』にもとづいて、その註解の部分と、薬物の気味《きみ》（薬物の性能で、五性〔気〕と五味に分類される）と修治《しゅうじ》（蒸《む》す、浸《ひた》すなどの簡単な操作を加えて、薬物に適するように調製すること）とを削り去って、香川修徳が、正徳年間に刊行したものである。この書の体裁に似たものに小原氏の『標註傷寒論』がある。この書は、数種のテキストを照合して、その異同を欄外に註したもので、親しみやすい便利な書物である。その他、寛政板の『宋板傷寒論』、浅野氏の『校正宋板傷寒論』、存誠薬室の『新校宋板傷寒論』

などが、普通にみられるものである。筆者は『康平傷寒論』(一名『和気氏古本傷寒論』)という伝写本を得て、昭和十二年に刊行した。

『傷寒論』も『黄帝内経』と同じく、後世人の註文や追論が本文に迷入し、また錯簡や伝写の誤りもあるので、各種のテキストを照合して研究する必要がある。

『神農本草経』

漢方で本草学といえば薬物学のことである。『神農本草経』という書物は、いうまでもなく神農の名をかりた薬物の書で、『傷寒論』とほぼ同時代に成立したものと推定される。しかし、この書は今見ることができない。

梁に陶弘景《とうこうけい》(四五二〜五三六)という人があり、この人が、この『本草経』にさらに諸名医の経験した薬物を追加して『本草集註』という書物を作った。この陶弘景がテキストとした『神農本草経』では、薬を上・中・下の三種に分けた。上薬は、これを君として、命を養うことを主とし、「天」に相当するものである。これらのものには毒がないから、長期間にわたって服用しても害がない。軽身益気、不老延年を欲するものの飲むべき薬である。中薬は、これを臣とし、養生を主として、「人」に相当するものである。これらのものには病を防ぎ、体力を補う力があるから、毒の有無によって適宜に配合して用いなければならない。下薬は、これを「佐使」とし、病を治することを主として、「地」に相当するもので、毒が多いから、長期間の服用に適しない。

このような分類からみても、『神農本草経』が多分に神仙的な薬効に重点をおいたものであったことが想像できる。

以上を要約すると、『黄帝内経』は黄河の流域を背景にして発達したもので、主として基礎医学に該当する部門と鍼術の診断と治療について論じ、『傷寒論』は江南の地すなわち揚子江の南方の地を背景にして発展したもので、主として急性熱病の治療を述べたものである。

現在、『金匱要略《きんきようりゃく》』という古典があり、この書は、急性熱病以外の一般雑病の治療を論じたもので、もとは『傷寒論』と一緒になって、『傷寒雑病論』という一部の書物であったと伝えられている。そこで、内服薬による漢方治療のテキストとしては、この『金匱要略』と『傷寒論』とを併せ読むことが必要で、これによって、急性および慢性の諸病の治療法を知ることができる。

『傷寒論』『金匱要略』が疾病の治療を論じたいわゆる疾医流の古典であるのに反し、『神農本草経』は不老長寿に重点を置いた神仙流の医学の古典であった。しかし、次第に時代が下るにつれて、これらの医学は互いに相混合して、漢方医学を特色づけるのであった。

『諸病源候論』

隋の時代に入ると、西域およびインドの影響を受けて、『龍樹《りゅうじゅ》菩薩《ぼさつ》薬方』『西域諸仙所説薬方』『西録波羅仙人方』などの多数の著述が現われたが、これらはほとんど散佚して伝わらない。この時代の代表的著述として、今日に伝わるものに、巣元方などの『諸病源候論』(五十巻)がある。

この書は、諸種の疾病の原因、症候、病名について論じたもので、薬物による治療法には一切ふれていない。

隋が亡んで、唐になると、孫思邈《そんしばく》の『備急千金要方』『千金翼方』、王燾《おうとう》の『外台《げだい》秘要』などの著述が現われた。

『備急千金要方』

著者の孫思邈は、孫真人とも呼ばれた人で、神仙家であったから、道家流、神仙家流の妄誕《もうたん》がみられるが、また一面その当時に備わっていた名医の処方が各所に集録されていて、臨床上有益な著述である。その序文によれば、人の生命は千金よりも尊いから千金方と名づけたとある。

現存の千金方には、北宋本と元板の翻刻があり、テキストとしては前者の方がよい。いまその内容をみると、三十巻、三十一門、二百二十三類からなり、医学諸論に始まって、鍼灸に終り、按摩、調気(一種の呼吸法)、房中(閨房に関する研究)、補益(強壮強精)などに至るまで、詳しく論じている。

『千金翼方』

これは千金方より三十年おくれて、同じく孫思邈が著したもので、千金方に欠けているところを補足した。この書の巻九と巻十には、『傷寒論』を引用してあるため、傷寒論研究家の資料とされた。

『外台《げだい》秘要』

編纂者の王燾《おうとう》は医者ではなくて官吏であったが、『諸病源候論』に準じて病症を分類し、広く諸家の秘方を集成したもので、唐代の医学を知るためには貴重な文献である。今日見られるものでは、徳川時代に山脇東洋が校訂した『重校外台秘要』が善本である。

2　中国の部（後期）

前期において、実際的、臨床的な医学として発達した中国医学は、宋より金・元に至って、性理の学の影響を受けて、理論的に体系づけられたが、その理論の構成は、具体的な病人そのもの、もしくは薬物そのものに即して、自然の理法を求めんとするのではなく、天地自然の法則はそのまま人間に当てはまるものであるとし、事実から離れて、朱子のいわゆる「理」を思弁し、連想と類推とによって理論を構成したから、かえって実際より離れた非科学的な分子が多分に混入することとなった。このようにして宋以降の中国医学は、いたずらに議論が多く、各々一家の見を主張するようになり、ここにいたって、漢方医学に各種の流派が生まれることになった。

陰陽五行説

陰陽説と五行説《ごぎょう》とは古代中国において別々に発生したもので、『傷寒論』の原文では陰陽は説くけれども五行を論じない。また、その陰陽説も、『傷寒論』では陰陽という言葉をかりて病状を示したにすぎないが、宋代では、陰陽説によって深遠な哲理を説明しようとした。

陰陽説

中国で陰陽説が発生したのはいつ頃からであるか、これを明確にすることはむつかしいが、戦国時代にはすでに諸種の事象を説明する手段として陰陽という概念を用いている。

戦国末期の著述だといわれている『呂氏春秋』では、人のいのちは陰陽の合することによって生じ、死は陰陽の分離だと言い、病は陰陽の不調和によって起こるとした。

『黄帝内経』では、病因、病理を論ずるに陰陽という語を用い、『傷寒論』では、病証を三陰と三陽とに分けて説明した。

それでは、陰陽なる概念は、どんな内容を持つものであろう。

元来、陰は日のあたらないところ、陽は日のあたるところをさしたもので、人身でいえば、皮膚は内臓に対しては陽であり、内臓は皮膚に対しては陰である。また同じ皮膚でも、背は陽であり、腹は陰である。また上半身は陽であり、下半身は陰である。内臓のうちでも、胃、胆、大腸、小腸、膀胱などの「腑」と称するものは陽であり、心臓、肺臓、肝臓、脾臓、腎臓などの「臓」と称するものは陰である。五臓のなかでも心、肺、肝は陽であり、脾、腎は陰である。

病状から言えば、発熱は陽であり、悪寒は陰であり、病状が発揚性のものを陽とし、沈伏性のものを陰とする。また病邪を陰とし、これと戦う正気を陽とする。また気を陽とし血を陰とする。

ところが、陰といい、陽といっても、純粋の陰もなければ、純粋の陽もない。陽中に陰があり、陰中に陽がある。だから、陽というのは、陰よりも陽の要素が多い場合で、陰というのは、陽よりも陰の要素が多い場合である。

病気の場合でも、陽病は治しやすく、陰病は治しにくい。

この陰陽説とは別に、五行説がある。これは別々に発生したが、のちには陰陽五行説となって、中国医学を理論づけるようになった。

五行説

五行説が中国医学に取り入れられたのはいつの時代であるかは明らかにされていないが、現存の『黄帝内経』にはその思想が見えており、『千金要方』『外台秘要』などにも五行説に影響されたと思われる思想が各所にみられるが、宋以降の医学では五行説はますます隆盛となり、相生相剋《そうしょうそうこく》の理論はさらに複雑となった。五行説は科学以前の思想であるから、今日の科学的医学と相容《い》れないのはやむを得ないが、中国医学を理解するには五行説がどんなものであるかを知っていなければならない。また五行説が迷信的色彩を多分にもっているにしても、五行説によって説明された「事実」を、新しい医学の立場で、いま一度検討してみることが必要である。

五行とは、水、火、木、金、土であって、これを五臓に配当すると、腎は水、心は火、肝は木、肺は金、脾は土となる。しかも、これらの五行は互いに相生相剋する。すなわち、水は木を生じ（腎と肝は母と子の関係に当たり、腎が弱くなれば、その影響はたちまち肝に及び、肝が病めば、その影響はたちまち腎に及ぶという密接な関係にある。以下これに準ずる）、木は火を生じ、火は土を生じ、土は金を生じ、金は水を生じると考えるのが相生であって、木は土に勝ち（肝の機能が強くなりすぎると、脾の機能が抑制される。こんな場合に、漢方では抑肝扶脾散《よくかんふひさん》という処方を用いる。この処方は、肝を抑えて脾を扶《たす》ける効があって、精神性食欲欠乏症によく奏効する。以下これに準ずる）、土は水に勝ち、水は火に勝ち、火は金に勝ち、金は木に勝つとするのが、相剋である。

このように、木、火、土、金、水は互いに消長盛衰をくり返すものであって、その調和の破れたところに、病が生じるのだと説く。

以上は五行を五臓に配した場合であるが、これを色に配すれば、青は木にして肝に属し、赤は火にして心に属し、黄は土にして脾に属し、白は金にして肺に属し、黒は水にして腎に属すと説き、その他天地百般のものをことごとく五行に配当し、薬物もまたその五色・五味によって薬効が左右されると考えた。かくて疾病の診断も治療もみな五行説の応用によって理論づけられ体系化された。このような五行説が現代人から迷信として軽蔑されるのは当然のことであるが、中国医学に五行説が混入しているからといって、この医学全般を迷妄の医学として捨て去ってはならない。

『和剤局方』

宋代の著述として強い影響を後世に残したものは『和剤局方』であろう。この書は、神宗の元豊年間に、天下の名医に命じて、それぞれの秘方を進上させ、これを大医局で試験して、その処方によって薬を作らせたことに始まる。その後、徽宗《きそう》の大観年間に、陳師文、裴《ひ》宋元などに命じて、さきの局方書を校訂して『和剤局方』五巻を作らせた。

この書は、まず病症をあげて、その病症に用いる処方と、その処方を用いる目標を掲げたので、臨床上便宜であり、かつ名医の得効方の集成であったから、宋・元の時代を通じて広く用いられ、日本でもこれを用いる医家が多かった。この書には理論が少なく、一方一派に偏することがなかった。今日、用いられている薬局方という言葉は、この書の題名からとったものである。

宋代には、なおこのほかに『婦人良方』『嬰孺《えいじゅ》論』『三因極一病証方』『大平聖恵《たいへいせいけい》方』『聖済《せいざい》総録』『本事方』『尊生要訣』『南陽活人書』『証類備急本草』その他、各種の書籍があった。

金・元の四大家

宋代の『和剤局方』は、前述のごとく、経験的、実践的な医学書として広く用いられたが、金・元の時代になると、医家は各々一家の見識をたてて、疾病の原因、病理、治療を論ずるようになり、医家の間に各種の流派が生まれた。これらのなかにあって、劉河間《りゅうかかん》、張子和《ちょうしわ》、李東垣《りとうえん》、朱丹渓《しゅたんけい》の四人は、後世の人が金・元の四大家と呼んだほどで、この時代の医学の代表者であった。河間と子和は、主として発汗剤、吐剤、下剤等の瀉剤を用い、李東垣、朱丹渓は、主として強壮滋養の効ある温補剤を用いた。このように、その治療法は、一方に偏していたけれども、いずれも陰陽五行説、五運六気の説を主張した点では同じことであった。

日本では李東垣、朱丹渓の流れをくむ医家を李朱派と言い、また後世派《ごせいは》と呼び、劉河間、張子和の流れをくむ医家を劉張学派と言い、また後世別派と称した。

劉河間の著書には『宣明論』『素問玄機原病式』『運気要旨』『医方精要』などがあり、張子和には『儒門事親《じゅもんじしん》』がある。李東垣の著書には『脾胃論』『医学発明』『内外傷弁惑論』『蘭室秘蔵』『湯液本草』などがあり、朱丹渓には『格致余論』『局方発揮』『丹渓心法』『日用纂要』『外科精要』などがある。

明代の医書

明代の医学は質的には、金・元の医学の継承発展であって、別にいちじるしい変化はなかったが、『医術名流列伝』にその名をつらねた医家は七百有余の多数にのぼり、したがって、この間に著述された医書もおびただしい数に達した。そのなかには『類経《るいきょう》』（三十二巻）『景岳全書』（六十四巻）『本草綱目《こうもく》』（五十二巻）『赤水玄珠』（三十巻）『玉機微義』（五十巻）『医学綱目』（四十巻）『証治準縄《じょう》』（百二十巻）『薛《せつ》氏医案』（七十八巻）のような大部のものがあり、そのなかには辞典に類するものや叢書の体裁をなすものもある。これは、この時代の傾向を示すものである。なおこの時代には、『外科正宗』『温《うん》疫《えき》論』『医宗《いそう》必読』『医門法律』『傷寒論条弁』『証治要訣』『古今医統』『医学入門』『万病回春』『名医方考』『内経知要』など、徳川時代の医家に影響を与えたものが数多く現われた。

清代の医書

この時代の医学も、明医学の延長であって、その内容にはいちじるしい変化はみられなかったが、一面、儒学における考証学派の隆盛が医学にもまた影響し、自己の経験に基礎をおかず、古書を抜粋して、古今に参酌すると称し、諸説の異同を羅列した大部の書物が次々と刊行された。しかも、これらの書物の記載は、臨床医家の日常の診療と遊離し、次第に机上の論議の展開に傾いていった。この時代になって、日本の医学が逆に中国に輸入され、多紀元堅の編纂した『診病奇侅《がい》』は、日本独自の腹診書として、漢訳の上、中国で出版された。

この時代の医書で日本人に親しまれたものに『張氏医通』『医方集解《げ》』『本草備要』『蘭台軌範』『医学源流論』『痧脹玉衡《しゃちょうぎょっこう》書』『傷寒後条弁』『黴瘡《ばいそう》秘録』『傷寒舌鑑』『医宗金鑑』などがある。

現代の中国における漢方医学の研究

清が滅んで、国民政府が中国の実権をにぎるようになってから、科学の洗礼を受けた人たちによって、漢方医学すなわち彼らのいう中医の批判検討が叫ばれ、「中国医学の科学化」が識者の間で論議されるようになった。また一方、西洋医学研究の機運は清末から頓《とみ》に隆盛となり、これらの西洋医学者は、ついに政府の要路者を動かして、中医の全廃を決議させたが、中国全土にわたる中医および薬種商などは連合会を結成して反対の気勢をあげ、その運動は猛烈をきわめたため、政府はついにその決議案を取り下げて、かえって民国二十五年一月二十二日、中医条例を公布して、中医の保護を図ることとなった。

国民政府が台湾に逃げて、いわゆる中共によって中国本土が占領され、新しい政権によって支配されるようになった時、中国の漢方はどうなるだろうと、筆者は心配した。

はたして、一九五〇年には、東北人民政府衛生部長であった王斌《ひん》によって「中医を抹殺するのは人民のためである」との主旨の論文が提出され、これをきっかけとして、同年八月には、中医をどうするかの問題が第一回全国衛生会議で討論され、その結果、中華医学会が中医と西医との団結によって生まれ、この学会が中心となって中国医学が科学的に研究されることとなった。このため、漢方医学は、その生まれ故郷において、強力な政府の推進力によって、着々として研究成果を収めつつあり、今後の発展が刮目《かつもく》される。

昭和四十七年には日中の国交が回復し、両国の文化交流はいよいよ隆盛になる。医学でも、中国医学とわが国の漢方医学との交流が始まり、ここに新しい時代のアジアの医学の誕生が期待されることになった。

3　日本の部（前期）

室町時代の中期に田代三喜《たしろさんき》が明より帰朝するまでを前期とし、三喜の帰朝より現代までを後期とする。日本の医学は、前期においては中国医学の模倣に終始し、後期においては日本独自の発展がみられる。

有史以前のわが国の医学は人類学や考古学の研究によってわずかにその片鱗《へんりん》をうかがうことができるが、およそ未開野蛮な時代の医学が、本能療法に始まり、ついで魔法医術に進み、いわゆる「まじない」をもって医療の本体とすることは、東西ともに同じである。

わが国の神話にみられる医術は魔法医術に属し、疾病は神の気または汚穢《おわい》の気によって起こると考えられ、禁厭《きんえん》、祈禱が行なわれた。奈良朝以後でも、神に祈る代りに仏陀に祈願して病を治すことが僧医によって行なわれた。

外国医学の輸入

朝鮮の医学が公けにわが国に採用されたのは、允恭《いんぎょう》天皇の代に新羅から大使として金武が来たのが始まりで、雄略天皇の代には高麗から徳来が帰化し、欽明天皇の代には百済から博士が交代に来朝した。

このようにして、中国の古代医学は、まず朝鮮を経て、わが国に輸入されたが、推古朝には恵日、福因の二人が直接、中国に留学して隋の医学を学び、奈良時代には遣唐使の往来とともに唐の医学が続々と流入し、医学もまた他の文物と同じく隋・唐の模倣に終始した。この傾向は平安時代になってもつづいた。

『大同類聚方』

このようにして隋・唐の医学が隆盛となったため、平安時代の初期、大同年間には、わが国在来の医方の隠滅を憂い、神社や民間に伝承された医方を集成して『大同類聚方』(百巻)が編纂された。しかし、この書の真本は亡失し、現在に伝わっているものは後世の偽撰であるといわれている。ボン大学のオットー・カロー博士の研究によれば、現存の『大同類聚方』は平安時代の残欠本を基にして後人が増補したものではあるが、全文ことごとくを偽作とすることは穏当でないとの見解をとっている。また、この時代に『金蘭方』(五十巻)も編纂されたが、これも当時のものは伝わらない。

『医心方』

平安時代を代表する医書で、現存のわが国の医書としては最古のものである。この書は丹波康頼の撰述で、永観二年(九八四)に完成した。『医心方』は全三十巻で、『諸病源候論』や『千金方』に準じた分類によって隋・唐の医書を引用し、その数は二〇四部に達している。これらの医書の原本にはすでに散佚してしまったものがあるので、『医心方』は隋・唐の医学を研究するものにとっては貴重な文献である。康頼の曽孫、丹波雅忠は『医略抄』『医心方拾遺』などを著した。『医略抄』は『医心方』から救急処置に関するものを抜粋して作られたものである。

僧医

奈良朝時代の医療行為は主として僧侶の手によって行なわれた。すなわち僧医がこれである。鑑真《がんじん》は、これらの僧医のなかで最も傑出した人物で、入唐の日本の僧侶たちの熱意に動かされて日本に渡る途中、海路の難航によって失明したが、なお医をよくし、薬物の鑑別に妙を得ていたといわれている。

平安時代になると、医療は医師の手によって行なわれることになったが、僧侶は依然として加持祈禱によって治療を行ない、すこぶる隆盛をきわめた。

鎌倉時代になると、医学も、他の文化と同じく、貴族の手より離れて、大衆のものとなり、平安時代の隋・唐模倣の文献中心の医学は勢力を失い、ようやく日本人に適する実用的なものとなってきた。鎌倉時代から室町時代にかけては、宋の医学思想を巧みに取り入れた仏教医学が主流を占め、僧医の活動が再び盛んになった。

鎌倉時代の医書として著明なものに、栄西《えいさい》の『喫茶養生記』、性全の『頓医抄』および『万安方』があり、『頓医抄』は、宋の医学をもとにして、性全が自己の意見を加えて、仮名まじりの和文に書き改めたもので、その当時としては珍しいものである。

室町時代の医家

この時代になると、僧医のほかに専門の医家として著明な人も現われ、また眼科、金創（外傷を主として処置する外科医）、産科などを専門とする医師ができた。

室町時代は、中国では明の代にあたるが、明の医学が金・元の医学の延長にすぎなかったことはすでに述べたとおりである。このころ、竹田昌慶、坂浄運《さかじょううん》、月湖《げっこ》、田代三喜《たしろさんき》らは、明に留学して、彼の地の医学をわが国に伝えた。ことに田代三喜は、李朱の医学をわが国に伝えて、その後世に及ぼした影響は大きかった。当時の医書として著明なものに、有隣の『福田方』、生西の『五体身分集』、坂浄運の『続添鴻宝秘要抄《ぞくてんこうほうひようしょう》』、月湖の『全九集《ぜんくしゅう》』、三喜の『直指篇』などがある。これらの著述は主として元・明の医学の影響を受けたもので、その治療は温補を主としたものであり、のちの後世派医学の源流をなすものである。そのなかにあって、『続添鴻宝秘要抄』に『傷寒論』の処方を引用したことと、永田徳本《ながたとくほん》という名医があって、当時の温補主義に反し、峻烈な作用のある薬剤を好んで用いて疾病を攻撃したことは、徳川時代に勃興した古方派の先駆として注目すべき点である。

4　日本の部（後期）

前期において、中国医学の摂取と模倣につとめたわが国の医学も、この期になって、中国医学から脱皮して、日本独自の医学として発達した。一方、安土桃山時代以降、西欧医学の輸入がようやく盛んとなり、その初めは、いわゆる南蛮流の医学を、後にはオランダ医学を輸入したが、これらの西欧医学は、徳川時代の中期以降、資本主義社会興隆の波に乗って、ようやく盛んとなり、明治以降は範をドイツ医学にとって、わが国在来の医学を排したため、奈良朝以降、徳川時代末期まで、中国医学の摂取とその日本化につとめてきたわが国の医学も、封建制度の崩壊とその運命を共にし、明治になるとともに西洋流の科学的医学の時代が出現した。

ところが、近年になって、漢方医学には内科的臨床医学として幾多のすぐれた点のあることが識者に注目されるようになり、漢方医学を科学的に再検討しようという気運がドイツ、フランス、中国などに起こり、これに刺激されて、わが国でも漢方医学の研究がようやく時代の脚光を浴びることになった。

田代三喜

鎌倉時代に宋の医学を輸入したわが国の医学は、室町時代の中期に田代三喜が明から帰朝して、李朱医学を提唱するにおよんで、宋の医学は衰えて、李朱医学が広く行なわれるようになった。李朱医学は、金・元の時代に起こった李東垣・朱丹渓の流れをくむ医学であるが、三喜は明にとどまること十二年の長期にわたって、この医学を研究し、帰朝にあたっては、その師、月湖の著した『全九集』『済陰方』などを携えて帰った。明応七年（一四九八）に帰朝した三喜は、鎌倉、足利を経て、古河に住んだが、この地が僻地であったから、その術は広く天下に行なわれるにいたらなかった。弟子に曲直瀬道三《まなせどうさん》があり、この人によって三喜の医学は継承されて、大いに隆盛をきわめた。

曲直瀬道三

道三は名を正慶、字《あざな》を一渓、雖知苦斎《すいちくさい》、または盍静翁《がいせいおう》と号した。京都、柳原の人である。年二十二にして東遊して足利学校に入り、享禄四年に、田代三喜をたずねて、その説を聴き、これに親炙《しんしゃ》すること十有余年におよび、天文十四年（一五四五）に、京都に帰って、李朱医学を提唱して門戸を張り、一方、啓廸院《けいてき》という学校を建てて、後進を指導した。その門には俊秀多く、李朱医学は天下を風靡し、いわゆる道三流として喧伝《けんでん》された。道三の著書には『啓廸集』『切紙《きりがみ》』『薬性能毒』『正心集』『医燈配剤』『出燈配剤』『日用食性』『養生物語』などがある。これらの医書を通じてみるに、道三の医学は、明医学の単なる焼き直しではなく、自ら一家の識見をもって、自家の経験に照らして、これを日本人向きの簡約なものに書き改めたことに特長がある。道三流がこの時代の医界の主流となったのは、李朱医学がややもするとおちいりやすい観念論に立脚する空理空論を排して、臨床に則した簡易な治療法を提唱したからである。

道三の後継者

初代道三の後継者として二代目道三玄朔がある。玄朔は名を正紹と言い、東井と号した。著書に『常《じょう》山《ざん》方』『済民記』『医方明鑑』『医学指南編』『延寿撮要』『医学天正記』『師語録』『聖功方』などがあり、正慶の説を補足して道三流医学の発展につくした。玄朔と同時に、秦宗巴《はたそうは》、施薬院全宗、曲直瀬正琳、曲直瀬正純など、みな初代道三の門より出て、大いに道三流医学を唱道した。

玄朔の門下で第一人者と称されたのは岡本玄冶《げんや》で、著書に『玄治配剤口解』『燈下集』『玄冶方考』『家伝預薬集』などがある。その他、野間玄琢、井上玄徹、井関玄悦、長沢道寿らも玄朔門下の秀才である。長沢道寿には『医方口訣《くけつ》集』があり、門人中山三柳がこれに増補し、さらに北山友松子もまた増補し、後世派医学の代表的口訣書として有名である。

古林見宜は曲直瀬正純の門に出て、同門の堀正意とともに嵯峨に学舎を建てて、子弟を教育し、その門に集まるもの三千人と称された。著書に『日記中棟方』『速効方』があり、門下に松下見林、古林見桃がある。

道三流ではないが、李朱医方の流れをくむ者として、元禄・享保の間に、香月牛山、加藤謙斎がある。牛山は『牛山活套』『牛山方考』『医学鉤玄』『婦人寿草』『小児必要記』などを著し、謙斎には『医療手引草』がある。この書は、牛山の『活套』『方考』とともに、深い経験を平易な文章で表現し、口訣書として臨床医家の間で尊ばれた。これらの人より遅れて、福井楓亭、北尾春圃、津田玄仙がある。楓亭には『方櫝弁解』『証治弁解』の著があり、春圃は脈を診《み》ることが特に上手で、『提耳談』『当荘庵家方口解』の著がある。玄仙は『療治茶談』『経験筆記』の中で多年の経験と見聞を詳細に述べているので、臨床医家を益するところが多い。

後《ご》世《せい》派

後世派という名称は、徳川時代の中期に古方派と称する一派ができてから、これと区別するために設けた俗称で、主として金・元時代の医学を宗《むね》とする人びとを指している。そのなかでも李東垣・朱丹渓の流れをくむ李朱医方を奉ずる人びとを後世派とし、同じ金・元医学のなかでも劉河間・張子和の流れをくむ劉張医方を奉ずる人びとを後世別派として、これと区別することもある。

あとで述べるように、古方派では五行説や運気論、経絡《けいらく》にもとづく引経報使《いんけいほうし》の説などを迷信としてしりぞけるが、後世派では、これらの思想の上に、病因、病理、診断、治療などが体系づけられている。ここに、古方派と後世派の間に、はっきりした一線がある。この意味で、道三とその後継者たちが後世派に属することはいうまでもないが、初代道三は、後世派のおちいりやすい空理空論を排して、臨床に則した簡約な治療法を提唱した。このため道三流は広く行なわれて、たちまちにして天下を風靡するに至ったが、一方、劉張学派に属する後世別派の人びとは、『黄帝内経』『難経《なんぎょう》』などにもとづき、陰陽五行説、五運六気、臓腑経絡配当などの理論を表看板にして、理論に淫する傾向が強かったので、一般臨床医家の間にはひろく浸透しなかったが、学者としては著明な人が多かった。この派の草分けは、饗庭《あえば》東庵と林市之進だといわれ、東庵は曲直瀬玄朔の門に遊び、市之進は曲直瀬正純の門から出て、ともに師説とは別に一家をなし、劉張医学を宗とした。東庵の門下に味岡三伯があり、三伯の門に浅井周伯、井原道閲、小川朔庵、岡本一抱があり、味岡の四傑と称された。一抱は近松門左衛門の弟で、『素問』『難経』『原病式』『運気論』『医方大成論』『局方発揮』『十四経発揮』などの註解書を作って、大いに世に行なわれた。

『黄帝内経』『難経』などの古典をよく読み、これを咀嚼《そしゃく》することは、この派の人たちの最も力をつくしたところであり、したがって後世に及ぼした影響は軽視できない。この派の人たちが古典を尊信し、運気論を唱道したことは、一転して易医《えきい》と称する一派の醸成に拍車をかけることとなり、易の理を応用して『傷寒論』を解釈し、もしくは卜筮《ぼくぜい》によって疾病を診断しようとする一派が起こった。

古方派の台頭

伊藤仁斎の古学の提唱に先立つこと十余年前に、医界では、名古屋玄医によって復古の説が唱えられた。玄医は初め李朱医学を学んだが、後年、明の喩嘉言の『傷寒尚論』『医門法律』を読んで、大いに悟るところがあり、李朱医学を排して、『傷寒論』の古《いにしえ》に帰るべしと唱えた。玄医は「仲景の意によって、しかも仲景の方に縛せられず」と言い、『傷寒論』の精神はくむが、処方は必ずしも『傷寒論』中のものに限る必要はないとした。

玄医によれば、百病はみな、風、寒、湿より生ずるが、これを総括すれば、一つの寒気に帰する。故に百病は皆寒に傷《やぶ》られることによって生ずると論じ、寒気に傷られないためには衛気《えき》（皮膚をまもる力）を強くすることが必要であるとして、桂枝湯およびこれの加減方を多く用いた。著書に『医方問余』『丹水子』『用方規矩《きく》』『医方規矩』『医学愚得』『医方摘要』『怪痾一得』その他がある。

古方の四大家

後藤艮山《ごんざん》、香川修徳、山脇東洋、松原一閑斎の四人は、古方の四大家といわれた。また別に、香川修徳、山脇東洋、松原一閑斎、吉益《よします》東洞の四人を古方の四大家とする説もあるが、東洞は他の古方派とは趣を異にするので、これは別途に扱うことにする。

後藤艮山

艮山は江戸の人で、のち京都に移り、特定の師匠をとらずに独学で一家をなしたので、その説は独創に富んでいる。

艮山の説では、百病は一気の溜滞することによって起こると言い、その一気は宇宙間にみなぎる一種精妙の勢力であって、これが人身に充満するものを元気というが、この元気は宇宙の気と同じものであり、天地人身をつらぬいて存在するもので、李朱医学で元気は腎から出るものだとする説とは大いに異なる。元来、疾病は、外邪に犯されて起こる場合でも、飲食の不摂生や喜怒憂思などの感情の激変によって起こる場合でも、その気の滞《とどこお》りが疾病の原因であると論じ、主として治療の根本を「順気」に置き、これに潤涼、解毒、排毒の法を併用した。順気というのは、気のめぐりをよくして、気の滞りを治す方法を言い、潤涼は、身体に滋潤を与えて炎症を去る方法を言い、解毒は、体内の毒素を消す方法で、排毒は、これを外に出す方法である。

艮山は順気を治療の根本にしたので、灸、温泉、熊胆《ゆうたん》を多く用いて、沈滞している気をのばすことにつとめ、服薬はむしろ従の立場におかれ、古方を唱えながらも『傷寒論』の処方を用いることは少なかった。

艮山は、従来からある処方はあまり用いず、自ら一家の見識をもって医法を起こすことを念願としたが、古人の処方でも、治療に益のあるものは必ずしも捨てるにはおよばないと言い、古人の説に拘泥せず、吾をもって規範とすることを唱道した。

艮山には著書がない。書物に書くと、鋳型にはまって、医法の本意を失うとし、自分で書いたものには「医蔽」の一紙があるだけである。門人、香川修徳は著述を好み、師説を祖述するにつとめた。

香川修徳

修徳は、儒学と医学は、その本《もと》を一にして二にあらずといって、儒医一本の説を立て、『一本堂薬選』『一本堂行余医言』『医事説約』などを著し、『傷寒論』を考訂して『小刻傷寒論』と題して刊行し、大いに世に行なわれた。

『薬選』は、『神農本草経』以来の妄説を刈除《がいじょ》するために著されたもので、従来の本草書の記載を検討して、その薬効が明白、的確で、実際に効験があると考えられる重要語と、自ら用いてその効験が証明できたものとを摘録し、従来重要視された薬物の気味《きみ》は薬効を規定するものではないから、これを論ずる必要がないとして削った。たとえば、これまでは、桂枝の気は「熱」で、味は「辛」であり、芍薬の気は「微寒」で、味は「苦酸」であって、この気味が薬効を左右するものだと考えられたが、修徳はこの説を否定したのである。また後世派医学の薬理を説明するために用いられた引経報使《いんけいほうし》説も、金・元の医家の作った空論であるとして、これをしりぞけた。引経報使説を説明するには、経絡とはどんなものであるかを知っていなければならない。

経絡説は漢方独特のもので、「気血の運行の通路」として、『黄帝内経』に初めて記載され、たとえば肺に病気があれば肺経に異常が現われ、逆に肺経に変動が起これば肺に病気のあることを知る。そこで、たとえば肝に病気があれば肝経に異常が現われるので、肝経に親和力のある薬物を用い、あるいは肝経に鍼《はり》または灸《きゅう》をして、これを治療するのである。引経報使とは、ある種の薬物は特にある種の経絡に親和力を持っていて、その経絡に入って薬効を奏するというのである。

このような経絡説は、古方派の医家によって否定されたが、鍼灸《しんきゅう》術の診断治療では重要な役割を持っている。そこで、古方派の人たちが否定したとおり、経絡が実在しないのか、また後世派の人たちが考えたように、経絡が実在しているのか、この問題については、今その道の研究家によって研究検討がくり返されているが、経絡の実在は種々の方面から次第に証明されつつある。しかし経絡が実在しているからといって、引経報使説が正しいかどうかは、さらに検討を必要とする。なお経絡については、長濱善夫博士の『針灸の医学』（創元医学新書）などを参照すれば、詳細が明らかになるであろう。

修徳はまた、薬の修治《しゅうじ》はいっさい不要であるとしたが、これは明らかに独断であって、訂正を要する。

松原一閑斎

一閑斎は、並河天民《なみかてんみん》の門下で、治術の妙手として知られているが、医術はただその人の自得にあって、書籍に載せて伝えることはできないとして、自らは著述を残さなかった。しかし、一閑斎が山脇東洋、吉益東洞らと『傷寒論』を読んだ時、推されて講主となり、また東洞の「方証相対説」は一閑斎の治術からヒントを得たといわれているのをみても、その学問の深さが想像できる。

山脇東洋

東洋は艮山の門に学び、古方の泰斗《たいと》と称されたが、薬剤は『傷寒論』の処方ばかりでなく、『千金方』『外台秘要方』等の処方まで用い、また民間伝承の奇方を好んで兼用した。そのため東洞流の古方家からは新方家とも称された。東洋はまた豪邁《ごうまい》の人で、吉益東洞もこの人の推奨によって、名をなした。著書には『養寿院医則』『蔵志』『山脇家八十二秘方』などがある。『蔵志』は、『黄帝内経』以来の内景説に疑いをはさんで、まず獺《かわうそ》を解剖し、次いで小杉玄適らとともに死刑囚の死体を解剖して、その実地について古来の説の誤りを正した。

東洋の門人中で第一人者と称されるのは永富独嘯庵《どくしょうあん》である。この人は古今にめずらしい秀才で、医術のみならず経世の学に通じ、『漫遊雑記』『嚢語』『葆光秘録《ほうこう》』『吐方考』『黴瘡口訣《ばいそう》』『読傷寒論』などの著がある。わずかに三十五歳で世を去ったが、一代の医傑吉益東洞をして「隠として一敵国の如きものは是れ朝陽(独嘯庵の字《あざな》)か、我死せば正に斯人《このひと》をもって海内医流の冠冕《べん》となすべし」と言わせたほどで、京都の東洞、大阪の独嘯庵は並び称された。

吉益東洞とその医説

東洞は名を周助と言い、年三十七にして医学革命の大きな野心を抱いて安芸の国から京に上ったが、四十四歳まで世に容れられず、貧窮のどん底にいた。たまたま好機到来して、山脇東洋にみとめられ、その推挙によって、ようやく出世のいとぐちをつかんだ。

東洞の唱道した古医方は、議論峻烈をきわめ、後世方を完膚なきまでに罵倒し、その説は一世を衝動させた。東洞の医説は一言にして言えば「万病一毒論」である。

彼によれば、どんな病でも毒が体内にあるから起こるのだから、毒を去ることが万病を治する根本的方法だと言い、毒薬を用いて毒を攻める以外に病を治する法はないと主張し、激しい作用のある薬を用いて病を攻撃した。もし、そのために身体に激しい反応を起こしたときは、それを瞑眩《めいげん》と称し、

『尚書』に「薬、瞑眩せずんば、その病癒《い》えず」とある言葉を引用して、病に薬が相応じる時は必ず毒にあたって瞑眩して病が治ると説明した。この場合に東洞が毒薬といったのは、今日の薬局方でいう毒薬の意味ではなく、作用の激しい薬のことである。また毒といったのは梅毒のような特定のものを指したのではなく、病の原因は外にあるのではなく、体内に病の原因としての毒があるとの意味である。

このような理論のもとでは、後世派の補益説は成立しない。そこで、東洞は、補益の説を嘲弄して、元気を補うことが可能であるとすれば、人はいつまでも死なないはずだといって笑った。また、病因はないとは言わないが、治療は病因の如何《いかん》にかかわらず見証にしたがって治を施すのでなければならないとした。病因は眼に見えないので、これを云々する時は憶説にわたるから疾医の道にあらずと言い、知らないことや想像の説はいっさい言わず、はっきりと現われたところ、すなわち見証にしたがって治を施すべきだと喝破した。また、医師はただ病苦を救うのみで生死のことは知らない。生死は天のつかさどるところであると主張し、この説は、天命弁として、その当時最もはげしい論議の中心となった。

東洞は診察にあたって脈をとらず、また陰陽、五行、五運、六気の説を迷信として、これをしりぞけ、「万病は腹に根ざす、これをもって病を診するには必ず腹を窺《うかが》ふ」と称して、腹診法を重んじる理由を力説し、独自の腹診法を案出した。

このようにして、東洞はいっさいの憶説想像を排し、理は元来悪《にく》むべきものではないが、その穿鑿《せんさく》の弊を悪むと言い、実事にもとづいて親験《しんけん》に徴し、扁鵲《へんじゃく》や仲景のような名医の処方でも、効のないものは取らない、後世の俗間の処方でも、実事に益があれば取り用いるべきであると主張した。

東洞は、複雑な中国の医学を簡約化し、かつ、脈診を捨てて、腹診を重んじたため、日本独自の腹診法の発達をうながした。中国医学の日本化は実に東洞に負うところが多く、東洞流の古医方がたちまち天下を風靡したのは、東洞の医学の簡約さが日本人の性格に合致したこともまたその一因をなすであろう。東洞以降のわが国の漢方医学は、東洞流であるとないとにかかわらず、その診察法において、その治療法において、その薬効の考え方において、東洞の影響を受けないものはなかった。

東洞の著述

東洞流の医術を端的に示すものは『方極』『類聚方』『薬徴』の三部であるが、その医説は、門人鶴《かく》元逸が集録した『医断』によって知ることができる。

『類聚方』は、『傷寒論』『金匱要略』中より、重要薬方を選び、これを類似のものによってあつめ、薬方の次に適応の病証を列記し、さらに自己の見解によって意見をつけた。

『方極』は、『傷寒論』『金匱要略』中の薬方で、東洞自ら経験したものを録し、これを今日の病人に用いるには、いかなる目標によるべきかを記したものである。

『薬徴』は七回稿を改めたが、ついに完成をみなかったといわれ、『傷寒論』『金匱要略』中の薬物の薬能を説くにあたり、古来からの本草の説を無視し、徴を『傷寒論』『金匱要略』の二書に求め、一薬ずつあつめて、その功用の合するところを考え、これを実事に徴して、その当否をつまびらかにし、その確実なものだけを取ってこの書を選定し、少しでも不確実なものは、これを載せないという方法をとった。一例をあげると、それまでの本草書では、人参《にんじん》は元気を補い津液《しんえき》を益する霊薬であるとされているが、東洞は、人参は、心下痞《ひ》硬を主治し、かたわら胸脇苦満《きょうきょうくまん》、気逆、腹痛、煩渇を治すと規定した。

東洞の門人

東洞の長子、南涯は、父の説を敷衍《ふえん》して気血水説を唱えたが、門人中には、東洞の説を堅持して一歩もゆずらなかった村井琴山のごとき人もあった。琴山と並び称された名医に岑少翁《みねしょうおう》があった。中西深斎は『傷寒論弁正』の著者として知られ、和田東郭はすぐれた臨床家として有名であるが、東郭は東洞流とは別途に一派をたてた。その医説は、門人の筆録になる『蕉窓雑話』(全五巻)によって知ることができる。

考証学派

古方家が京都を中心に関西に起こったのに対し、考証学派は江戸を中心に関東で勃興した。元来、考証学は経書学の一派であって、この学風を移して、医経、経方の本義を鮮明にしようとつとめたのは、山田正珍、多紀元簡らの江戸の医家であった。

考証学派は古今の文献を豊富に用意していることが、まず必要条件であった。したがって、資力にとぼしい個人の学者は容易に手出しができなかった。こんな関係から、考証学の根拠地は、幕府を背景とたのむ医学館関係の人びとによって維持された。江戸医学館の統率者は多紀家であって、代々学者がつづいた。多紀家は、平安朝時代から、和気、丹波と併称された丹波の後裔であって、寛政三年に、多紀藍渓が官立の江戸医学館を統率してから、幕府の倒潰に至るまで、代々医学館の実権を握り、藍渓の子、元簡は、考証学の旗幟《きし》を明らかにして、『素問識』『霊枢識』『傷寒論輯義』『金匱要略輯義』『医賸《いしょう》』『櫟窓《れきそう》類抄』『観聚方』などを著したが、これらの著述をみても、元簡の博引旁証ぶりがうかがわれる。元簡の子、元胤および元堅もまた著述が多く、考証学派の指導者として活躍したのみならず、これらの人びとの努力によって、古典の科学的研究が緒についた。

考証学者として、以上のほかに、伊沢蘭軒、渋江抽斎、小島学古、森立之らが著名で、片倉鶴陵、辻元松庵、清川玄道、山田業広らは治術に秀でていた。

漢方医学の衰亡

徳川時代の漢方には、後世派、古方派、考証学派の三派の大きな流れがあったが、幕末の頃には考証学派がその主権を握っていた。古方派は革新派であったため、この派の後継者たちは蘭医方に転向するものが多かった。

徳川幕府が滅んで、時代が明治に改まるとともに、漢方医学は漸次凋落《ちょうらく》の一路をたどるほかはなかった。幕末より明治にかけての漢方医界は、江戸医学館を根拠とする人びとによってリードされていたが、幕府の倒潰とともに医学館は閉鎖となり、これらの人びとは政権から遠ざかり、これに代って西洋医学者は、新しい政府と密接な関連を持って、政権に参画することとなり、ここに主客は転倒して、早くも漢方医学は衰亡の一歩を踏み出したのである。

明治になって漢方の衰えた理由は、漢方医学それ自体が治療医学としての価値自体によって、滅ぶべくして滅んだのではなく、直接の原因は制度のためであり、間接には西洋崇拝の時代思潮に押し流されてしまったのが、最大の原因である。

制度とは、明治十六年十月二十三日に、太政官より発布された医師免許規則である。この布告の第三十五号第一条には、「医師は医術開業試験を受け、内務卿より開業免状を得たるものとす。但此規則施行以前に於て受けたる医術開業の証は仍《な》ほ其効ありとす」とあって、この布告以前に開業していた者は、既得権があって、改めて試験を受ける必要はなかったが、これからのち医師になろうとするには、必ず次の試験科目にパスしなければならないことになった。同じ布告の第三十四号、第六条には「試験科目を定むること左の如し、前期試験科目、第一、物理学、第二、化学、第三、解剖学、第四、生理学、後期試験科目、第一、外科学、第二、内科学、第三、薬物学、第四、眼科学、第五、産科学、第六、臨床実験」とあって、漢方医の門下生となって、『黄帝内経』『神農本草経』『傷寒論』などをいくら勉強しても、この試験科目には全く縁のないことで、到底パスする見込みはなかった。医師になりたければ、いやでも西洋医学を学ばねばならない。西洋医学を学んで、医師の資格を得た上では、漢方医術をもって開業することは自由であるという、漢方医にとっては全く致命的な法令が発布された。

このようにして、後継者を養成する道を杜絶された漢方医は、当然自滅する運命にあり、その間、種々の方面より漢方存続の運動が試みられたが、いずれも失敗に終ってしまった。例えば、明治十二年には、浅井国幹が名古屋に博愛社を作り、東京では山田業広を盟主とする温知社が結成され、雑誌「温知医談」を刊行して、漢方医の団結をはかり、明治十三年には、村瀬豆州が校長になって、名古屋に皇漢医学校を設立し、同十六年には、浅井国幹が館主となって東京に和漢医学講習所を作った。その他、各地に病院を作り、また研究会を開き、雑誌等を刊行して、大いに漢方の存続に努力したが、結局、漢方の命脈を保つには、ひとたび法令となって発布された医師法の条文を改正する以外に方法のないことを知り、たまたま明治二十三年には帝国議会が初めて開かれる運びとなったので、この議会に請願を試みることとなった。そこで明治二十三年には浅井国幹を盟主と仰ぐ帝国和漢医会という政治結社が組織され、同二十四年と二十五年の帝国議会に請願を行ない、多数の賛成者を得て、まさに議会を通過せんばかりであったが、両議会とも解散となって宿望を達することができなかった。そのため、明治二十八年の帝国議会に向かって第三回の請願が試みられたが、二十七票の差をもって否決され、ここに漢方医は最後の矢折れ弾つき、これより後はただ凋落の一路を歩むのみであった。

漢方の復興

済生学舎出身の和田啓十郎は、近代医学を修得した医師であったが、治療医学としての漢方の優秀性に目をつけ、老漢方医の弟子となって、漢方の研究に専念し、明治四十三年に『医界之鉄椎』を著して漢方医学研究の必要性を絶叫した。筆者の先師湯本求真先生は、金沢医学専門学校出身の医師であったが、この書を読んで感激して、漢方医学を学び、昭和二年に『皇漢医学』全三巻を著した。同書の序文の一節に「故恩師和田啓十郎先生著医界之鉄椎を読みて感奮興起し、始て皇漢医学を学ぶ。爾来、星霜を経ること十有八年、其間東西南北に流転し、窘窮《きんきゅう》具《つぶさ》に至ると雖《いえど》も、未だ曾《かつ》て其志を変ぜず、努力研究の結果、漸く此学《しがく》を明にし得ると倶《とも》に、旧時代の医学と雖も、其蘊奥《そのうんおう》に達し、能《よ》く之を活用するときは、日新の医学を凌駕すること多々なるを知悉《ちしつ》せり。然《しか》れども如何せん。世を挙げて、欧米医学の下に走り、復《また》此学を顧るものなく、将《まさ》に滅亡の危期に瀕せるを。是《こ》れ余が日夜痛嘆措《お》く能《あた》はざる所亦《また》坐視するに忍びざる所なるが故に、この頽勢を挽回せんがため浅学菲才《ひさい》を顧慮するの遑《こう》なく本書を公にし、以て満天下、具眼の士に之を訴ふ」とあって、当時における漢方の研究がいかに困難であったかが想像できる。

この書は実に昭和の漢方医界を代表する大著であり、遠く中国にまで、この書とともに湯本求真の名声は知れわたり、国民政府が漢方医の禁止を決議した時、中国の漢方医は、この『皇漢医学』を示して、漢方の科学的研究の重要性を喧伝したといわれている。

この書の刊行の前年、すなわち大正十五年には、中山忠直氏が雑誌「日本及び日本人」に、漢方医学復興論という大論文を掲げて、世の注目をひき、この書は、そののち『漢方医学の新研究』という単行本となったが、これらの先駆者の努力によって、漢方医学の存在がようやく識者に知られることとなり、まさに、その伝統が絶えようとしていた漢方医学も、近代医学を学んだ若き医師たちによって注目されるようになり、ここに再び復活の兆しがみられることとなった。

このような機運に乗じて、昭和三年一月には、各地に散在する漢方医学の研究家たちを結集した東洋医道会が東京で発会式をあげた。しかし、この会は内部の不統一で、たちまち分裂してしまった。

これにこりた漢方各派に属する若き医師たちは、緊密な提携のもとに、昭和九年に日本漢方医学会を結成した。この会からは月刊誌「漢方と漢薬」が刊行され、昭和二十年まで日本における漢方医界の中心勢力となって活躍した。

また昭和十一年には日本医学研究会が生まれ、同十三年には東亜医学協会が創立され、それぞれ斯《し》界《かい》の発展に貢献するところがあった。東亜医学協会は、日本漢方医学会の幹部たちによって始められた拓殖大学漢方医学講座の同窓生を中心とする会であったが、この協会から月刊誌「漢方の臨床」が発行されている。

昭和二十五年には、日本における漢方医学の最高の研究団体である日本東洋医学会が結成された。この会は、本部を千葉大学医学部内東洋医学研究室におき、活発に活動している。

しかしながら、漢方の研究はようやくにして芽を吹いたというにとどまり、これの成長は今後にまたねばならない現状である。

昭和三十年頃からは東洋医学への関心が急激に世界的に高まり、日本でも次から次へと開かれる講習会はいつも満員となり、著述の売行きもよく、この医学の研究熱は年とともに高まり、昭和四十七年には、財団法人の日本漢方医学研究所に次いで北里研究所付属東洋医学総合研究所が認可となり、わが国でも、いよいよ本格的な研究が始まろうとしている。

漢方の診断

病名の今昔

漢方では、病気の症状をとって、そのまま病名としたものが多い。たとえば、胃癌のことを膈噎《かくいつ》と言い、糖尿病のことを消渇《しょうかつ》と言い、扁桃腺炎のことを喉痺《こうひ》と言い、腸カタルを泄瀉《せっしゃ》と言い、陰嚢ヘルニアを陰狐疝気《いんこせんき》という類である。

漢方の蔵躁《ぞうそう》はヒステリーにあたり、心風はノイローゼにあたり、歴節風《れきせつふう》は多発性関節炎にあたるが、驚風《きょうふう》といった病気は脳膜ならびにこれに類する疾病の総称である。

近代医学では一つの病気にすぎないものも、漢方では、その発病の部位によって、それぞれ名称を異にしている。たとえば癰疔《ようちょう》のようなものも、背にできれば発背《はっぱい》と言い、臀部にできれば臀癰《でんよう》と言い、顔にできれば面疔《めんちょう》という。

漢方には今の医学の常識では理解がむつかしい「疝《せん》」という病気がある。また今日の瘭疽《ひょうそ》は指が腫れて化膿する疾患であるが、漢方の瘰疽はこれと全く別個のものである。また、漢方でいう結核は、リンパ腺炎のように核を結ぶ疾患のことであって、肺結核の結核とは別個のものである。

漢方医学は自然科学発達以前に完成したので、理化学を応用した精密な診察を行なうことはできなかった。だから、膈噎といった病気の中には、胃癌や食道癌ではない、これに類似の症状を呈する病気も混在していたことが想像できる。また消渇と呼んだ病気のなかに尿崩症がまじっていたことも考えられる。

こんな状態だから、漢方の病名によって治療法をきめるのはすこぶる危険であり、さらに漢方の病名を近代医学の病名に当てはめて治療法をきめるのは、もっと危険である。

ところが、都合のよいことには、漢方では、「証」を診断して、証によって治療法をきめるから、病名の診断がまちがっていても、正しい治療を行なうことができる。ここに漢方の長所がある。

証

それでは、証とは何か。処方の末尾に証の字をつけて葛根湯証《かっこんとうしょう》とか小柴胡湯証《しょうさいことうしょう》という場合の証は、葛根湯の適応症、小柴胡湯の適応症であるという意味で、葛根湯をあたえると治る徴候がそろっている、小柴胡湯でよくなる症状が完備している、ということである。このような葛根湯証や小柴胡湯証を診断するのが漢方の診断である。この点について、もう少し詳しく述べてみよう。

近代医学では、たとえば、胃潰瘍にはこれこれの徴候があるから、これこれの徴候があれば胃潰瘍だと診断するが、漢方では、たとえば、葛根湯証にはこれこれの症状があるから、これこれの症状があれば葛根湯証だと診断する。何々病と診断するかわりに何々湯証と診断する。処方が病名のかわりとなるのである。こんな調子だから、漢方の診断は治療法の診断だということができる。

葛根湯証では、脈が浮いて力がある。そして項部（うなじ）から背にかけて凝《こ》る、その時によく頭痛がする。また熱のある場合には、同時に悪風《おふう》または悪寒《おかん》がある。しかし汗が自然に出ることがない。以上の症状があれば、病名が何であろうとも、葛根湯の適応症であるから、葛根湯証と診断して、感冒でも、神経痛でも、フルンケル（癤《せつ》）でも、結膜炎でも、副鼻腔炎でも、中耳炎でも、病名のつかない場合でも、葛根湯を用いる。この場合に、扁桃腺炎を感冒と誤診し、筋肉リウマチを神経痛と誤診しても、やはり葛根湯で奏効することに変わりはない。

次に、虚証、実証、陰証、陽証という場合の証は、虚、実、陰、陽を診断するのに必要な徴候の意味であり、脈証、腹証、舌証という場合の証は、脈診、腹診、舌診にさいして、それぞれの脈、腹、舌を特徴づける徴候をさしている。表証、裏証、半外半裏証の場合も、これと同じことがいえる。

陰陽

陰陽という言葉は、『傷寒論』と『黄帝内経』とでは、その意味する内容が異なり、また、その用いられている場所によっても、その意味がいろいろに使い分けられている。このため陰陽の解釈が問題になり、漢方医学を難解なものとしている。「漢方医学はわからない」という世評を受ける責任の一部は、この陰陽の字にあるともいわれている。陰陽を十《プラス》・一《マイナス》と考え、あるいは消極的・積極的と考えるならば、何人も容易に了解するであろう。ところが、漢方では、「漢方医学の変遷」の章で述べたように、陰陽に、いろいろの意味を含ませ、形而上的、哲学的な内容を持つものとしたため、陰陽の解釈がきわめてむつかしいものとなった。

そこで、いまここでは、『傷寒論』でいう陰証と陽証とは、どんな症状のものであるかを説明するにとどめて、無用の混乱をさけたいと思う。

陽証

陽証の病人は、症状が活動的で、発揚的で、外部に現われやすい。たとえば感冒の場合でも、脈が浮数《ふさく》(脈診の項参照)で、熱が出て、頭痛がし、身体が痛み、顔色は赤味を帯び、のどが渇《かわ》き、強い咳《せ》嗽《き》が出る。

陰　証

陰証の病人は、症状が静的で、沈降性で、内部にかくれて現われにくい。たとえば、老人や虚弱な小児などの感冒では、ただ何となく元気がなく、青い顔をして寝ているだけで、たいして高い熱も出ず、脈も沈んで、遅く、強い咳嗽も出ない。一見すると、症状が軽いように見える。ところが、このような陰証は、陽証にくらべて、その治療がむつかしく、治りにくい。

治療の場合でも、陽証では、発汗剤や下熱剤や下剤のような強い攻撃剤を用いることができるが、陰証では、温め補う方法、すなわち温補《おんぽ》剤を用いる。同じ感冒のような病気ですら、陽証のものと、陰証のものとでは、全く治療法がちがっているので、漢方の診察では、その患者が陽証であるか陰証であるかを判定することが必要である。

ところが、実際の治療にあたっては、極端な陰証はかえって陽証に似た症状を呈し、極端な陽証はかえって陰証に似た症状を呈することがあるので、診察はつねに総合的に慎重に行なわねばならない。陽証に似た陰証は、現われている症状に矛盾があるものである。たとえば、高熱があって、ひどく咽《のど》がかわき、赤い顔をし、頭痛を訴えているのに、脈は沈んで弱くて遅い。これは脈と他の症状とが矛盾している。もし真の陽証であれば、この場合、脈は洪大《こうだい》で力がなければならない。

虚実

虚実という言葉も、陰陽と同じように、その用いられている箇所によって意味する内容が異なる。虚という字は、元来、空虚、虚弱などの意で、体質的には虚弱なものを意味するが、病気になった場合は、どの部位が虚しているかを診断しなければならない。次に、二、三の例を挙げよう。

表虚証

悪寒または悪風があって、脈が浮弱《ふじゃく》で、頭痛、肩こりなどがあって、自然に発汗しやすい状態であれば、表虚《ひょうきょ》の証があるという。この場合には、桂枝湯《けいしとう》および桂枝湯の去加方《きょかほう》を用いて、表の虚を補わねばならない。

裏虚証

腹部が軟弱、無力で、食が進まず、下痢し、あるいは腹満し、あるいは悪心《おしん》、嘔吐を訴え、脈が沈《ちん》弱《じゃく》であれば、裏の虚証である。これには、真武湯《しんぶとう》、人参湯《にんじんとう》、四逆湯《しぎゃくとう》などを用いて、裏を温補する。

実《じつ》というのは充実の意で、体質的には頑強な精力的な場合をいうが、病気の時は、どの部位が実しているかを診断しなければならない。次に一、二の例を挙げよう。

表実証

悪寒または悪風し、頭痛、発熱があっても、自然に発汗することなく、脈浮緊《ふきん》の場合は、表の実証という。これには、麻黄湯《まおうとう》、葛根湯の類をもって発汗させる。

裏実証

腹部充満して、便秘し、舌に黄苔を生じて口渇を訴え、脈沈《ちん》にして力があれば、裏の実証とする。これには、大柴胡湯《だいさいことう》、大承気湯《だいじょうきとう》の類をもって瀉下《しゃげ》(下すこと)させる。

ところが、裏の虚証にも、腹部の膨満と便秘のあることがあって、裏実証とまちがうことがある。もし、腹部が膨満していても、弾力にとぼしく、脈が微弱《びじゃく》であれば、裏の虚証であるから、人参湯、真武湯、四逆湯の類を用いて温補しなければならない。慢性腹膜炎や腸管狭窄などによる腹部の膨満や便秘にはこの種の裏虚証が多いから、注意を要する。

表虚裏実証

便秘と腹部の充満があって、脈は沈にして力があれば、裏実証であるが、これに悪寒をともなうと表虚裏実証である。このさいには、まず桂枝湯を用いて表虚を治し、その後で大承気湯をあたえて裏実を治する。

表裏虚証

悪寒発熱、身体痛があって、一日十数回も完穀下痢《かんこくげり》（食べたものが不消化のまま下痢する）をするようなものは、表裏が共に虚しているから、まず四逆湯をあたえて裏虚を治し、そのあとで桂枝湯を用いて表虚を治する。

気《き》滞《たい》証

気は形がなくて働きだけあるものであるが、これが鬱滞《うったい》すると病気になるという思想が『呂氏《ろし》春秋』に見えており、また後藤艮山《ごんざん》が万病は一気の溜滞によって生ずるという説を唱えたことについては、「漢方医学の変遷」の章で述べたが、血も水も気によって働かされているので、気が鬱滞すれば血も水も循行を失って鬱滞する。

漢方薬には気の運行を円滑にする薬物があり、これを気剤と呼んでいる。たとえば、気が上衝《じょうしょう》すれば桂枝《けいし》を用いる。上衝とは、のぼることで、病気になると気はのぼりやすい。気がのぼると、足が冷えて、のぼせ、頭痛がしたり、めまいがしたり、動悸がしたりする。このような場合には、桂枝の配剤されている桂枝湯、苓桂朮甘湯《りょうけいじゅつかんとう》、五苓散《ごれいさん》、桂枝加竜骨牡蠣湯《けいしかりゅうこつぼれいとう》などが用いられる。また病気になると気が鬱滞する。古人が梅核気《ばいかくき》と呼んだ症状、すなわち、のどに梅の種子がつまっている感じ（ヒステリー球などもこれにあたる）は、ノイローゼの患者によくみられるが、これは気の鬱滞によって生ずるので、気のめぐりをよくする半夏厚朴湯《はんげこうぼくとう》を与えることによって消散する。

気が鬱滞すれば、水も血も循行がわるくなるので、一つの処方のなかには、気剤のほかに、水や血に働く薬物も同時に配剤されている。下剤と考えられている大承気湯《だいじょうきとう》のようなものも、気のめぐりをよくする厚朴《こうぼく》を配剤してあり、承気《しょうき》の意味は順気のことだといわれている。

瘀血《おけつ》証

瘀血という概念は漢方医学独特のもので、俗間ではふる血と呼んでいる。しかし、瘀血は古い血という意味ではなく、瘀は瘀滞《おたい》の意味であるから、停滞している血液の意である。近代医学の立場から、瘀血とはどんな血液であるかは、明らかにされていないが、次の徴候のある場合は、瘀血があると診断する。

口が乾いて、水で口をすすぐことを欲するが、飲みたくない、腹部が膨満していないのに、自覚的に腹満を訴える、全身的または局所的に煩熱感がある、皮膚や粘膜に紫斑点がある、皮膚に青筋が現われ、あるいはさめ肌がみられる、舌の辺縁に暗紫色が現われ、唇が蒼《あお》くなる、大便の色が黒くなる、出血しやすくなる。以上の徴候のほかに、瘀血患者は特定の腹証を現わすので、「腹証」の項を参照して、瘀血の存在を確認して、桃仁《とうにん》、牡丹皮《ぼたんぴ》、水蛭《すいしつ》、蝱虫《ぼうちゅう》、䗪虫《しゃちゅう》などの配剤された方剤を選用する。

痰《たん》飲《いん》証《しょう》

漢方医学で痰《たん》というのは、近代医学でいう喀痰《かくたん》のことではなく、淡すなわち水のことで、体液を指している。喀痰も、もちろんその中に包含される。痰のことを、また痰飲ともいう。痰飲には広義のものと狭義のものとあり、広義の痰飲は体液を指しているが、狭義のものは胃内の停水をいう。古人が「怪病は淡として治せよ」といっているが、これは診断のつきにくい不可解な病気は水の変として治療せよとの意である。

人間の身体は七〇パーセントは水であり、水の代謝に障害が起こって、その運行分布の状態が円滑を欠くと、『金匱要略』の痰飲病、水気病などの条下にみられる種々の症状が惹起される。また外邪(外部からの病因となるもの)によって水の代謝に変化が起こり、風湿《ふうしつ》(リウマチ)と呼ばれる病気が起こることもある。水の代謝の変化によって起こる病気は、同時に気や血の変化をともなうことが多く、その症状は千変万化で、かなり多いが、そのなかでしばしばみられるものに、次のようなものがある。心下部の振水音、腹中雷鳴、下痢、嘔吐、便秘、尿利減少、多尿、浮腫、動悸、眩暈、耳鳴、頭痛、倦怠感、喀痰および唾液の分泌過多、関節痛、喘鳴、咳嗽、口渇、多汗、無汗。

水の代謝に関係して、その調節をはかる薬物では、伏苓《ぶくりょう》、朮《じゅつ》、沢瀉《たくしゃ》、猪苓《ちょれい》、木通《もくつう》、麻黄《まおう》、細辛《さいしん》、防已《ぼうい》など、が最もしばしば用いられる。

四診

望《ぼう》・聞《ぶん》・問《もん》・切《せつ》を四診という。望とは望診で、肉眼で観察すること。聞は聞診《ぶんしん》で、聴覚を通して、患者の声、咳嗽、腹鳴、振水音などを聴くばかりでなく、嗅覚を通じて、体臭や排泄物、分泌物、たとえば口臭、大便臭のほか、膿汁、帯下《こしけ》などの臭《にお》いを嗅ぐことも聞である。問は問診で、患者から既往症、病歴ならびに愁訴を聴くことである。切は、切診《せっしん》で、医師が直接、みずからの手を患者に触れて診察することで、脈診や腹診がこれにあたる。

このように、漢方の診察は、医師の五感を通じてのみ行なわれ、理化学的器械をいっさい用いなかったので、患者の愁訴を聴くことはとても精密となり、脈診、腹診は、漢方だけに見られる独自の発達をとげるに至ったが、その診察は「勘《かん》」に訴えるところが多く、とかく名人芸になりがちである。

しかし今後は、近代科学を応用した精密な器械なども漢方の診察法のなかに取り入れて、名人でなくても、正確に「証」を診断することができるように、研究を進めてゆかなければならない。

望　診

古人は「望《のぞ》んで之《これ》を知るを神《しん》という」といって、望診だけで診断し得る域に至った者を神《しん》とした。名医扁鵲《へんじゃく》も「病の応は大表にあらはる」といって、大表すなわち体表である皮膚に病の反応の現われることを述べている。『素問』にも「必ず先ず其の形の肥瘦《ひそう》をはかって以って其の気の虚盛を謂《い》う」とあって、患者の肥瘦の程度によって、その気の虚実を知ることを述べている。

望診によって陰陽虚実のおおよその見当をつけることは、名医でなくても、決してむつかしいことではない。

骨格ががっちりして栄養状態がよく、肉がよくしまって肥満している人には、実証が多い。このような実証には、大柴胡湯、防風通聖散《ぼうふうつうしょうさん》、大承気湯などの用いられる機会が多い。しかし、肥満していても、肉にしまりがなく、いわゆる水ぶとりで、その色が白く、骨格も細く、皮膚のきめの美しい人には、虚証が多く、黄耆《おうぎ》、朮《じゅつ》、茯苓《ぶくりょう》などの配剤された処方、たとえば防已黄耆湯《ぼういおうぎとう》などを用いる機会が多い。この種の患者を実証と誤って大黄の入った瀉剤《しゃざい》(後述)で攻めると、かえって疲労がはなはだしくなる。

瘦《や》せて血色のわるい人には虚証の人が多い。しかし、これにも例外があって、外見だけで判断すると誤るから、総合的に診察することが必要である。瘦せてはいるが、肉がしまって堅く、浅黒い血色の人には、地黄の配剤された処方、たとえば四物湯《しもつとう》、八味丸《はちみがん》、滋陰降火湯《じいんこうかとう》などの用いられる機会が多い。

顔面が潮紅を呈して、血色よく、いわゆる、のぼせ気味の人には、黄連《おうれん》や梔子《しし》の配剤された処方、たとえば三黄瀉心湯《さんおうしゃしんとう》、黄連解毒湯《おうれんげどくとう》などが用いられるが、色が白い肺結核患者の頰にみられる、ほんのりとした赤味は、古人が虚火上炎と呼んだもので、麦門冬《ばくもんどう》や五味子《ごみし》が配剤された処方を用いる目標となる。また、瘀血のために潮紅を呈して毛細血管が網の目のように透けて見えることがある。これには、駆瘀血剤である桃核承気湯《とうかくじょうきとう》のようなものが用いられる。

老人や大病後の人、糖尿病、萎縮腎の患者などは、皮膚が乾いて枯燥状を呈している。これは体液が滋潤を失っているのだから、人参《にんじん》、知母《ちも》、地黄《じおう》、芍薬《しゃくやく》、当帰《とうき》などの滋潤の効のある薬物を用いる。

舌診

舌診は、急性の熱病、胃腸炎などの場合には、診断上、重要な意味をもっているが、一般の雑病では、脈診や腹診ほどの重大さはない。

舌苔のないもの

健康な舌では舌苔がない。太陽病（後述）で表証だけの時には舌苔がない。陰病（後述）の時も、舌が湿潤しているだけで苔《こけ》はない。熱のない一般雑病では舌苔の現われないことが多い。

白　苔

今まで苔のなかった舌に白苔《はくたい》ができ、口がねばり、少しのどが乾くようになると、太陽病が少陽病（後述）になったことを意味し、小柴胡湯《しょうさいことう》の適応症である。

舌に白苔があれば、下剤で下してはならない。小柴胡湯、梔子豉湯《しししとう》、半夏瀉心湯《はんげしゃしんとう》、黄連湯《おうれんとう》、小陥胸湯《しょうかんきょうとう》などが用いられる。

黄　苔

白苔が次第に黄苔になると、下してよいものと、わるいものとができる。白苔が舌の中央から次第に黄色になっても、苔が厚くない時はうっかり下してはならない。黄苔が日を経て、焦げ色になれば下剤の適応症であるが、この場合も慎重を期して、脈証、腹証を参照するがよい。黄苔があって下すべき場合には、主として大柴胡湯《だいさいことう》が用いられる。

黒　苔

舌が黒くなっているものに、下剤の適応症と、温補しなければならない虚証とがある。熱病で舌が焦黒のものを、指先でひねってみて堅硬であれば、実熱と考えて下してよい。舌が黒くて乾燥していても、指でひねってみて軟らかいものには下剤はよろしくない。前者には承気湯の類を用い、後者には四逆湯、人参湯の類を用いる。

熱が高くて、眼もよく見えず、舌が焦黒になり、言葉も出ず、耳の聞こえもわるく、腹部を按圧して苦痛の表情を呈するものは、実証で、下剤の適応症である。ところが舌が軟らかく、外に出すことはできるが、うっとりして言葉が出ず、口に食物を入れても覚えのないものは、虚証だから、下してはならない。

黒苔が厚くて乾燥し、唇も乾き、歯齦《しこん》までも黒く乾燥し、心下部を按圧することを嫌うものは、実証であるから下してよいが、舌に苔がなくて、一面に黒いものは、下剤の証ではなく、附子《ぶし》を配剤した処方の証である。

舌の赤いもの

舌の乳頭が消失して、赤肌になって、乾涸の状態になっているものは、地黄《じおう》、麦門冬《ばくもんどう》、知母《ちも》、人参などの滋潤剤を用いる証である。老人や産後の婦人はこの舌証になりやすい。

舌が暗紫色のもの

舌が暗紫色のもの、あるいは青色のもの、あるいは舌の辺縁に紫色の斑点のあるものは、瘀血の舌証である。

聞　診

聞診は、問診、切診などの併用によってはじめて診断が成立するので、個々の症状については、これらの箇条にゆずる。

問　診

問診にさいしては、患者の訴えを上手に聞くことがたいせつである。そのためには、医師の誘導尋問が必要で、ただ漫然と患者の愁訴を聞くだけではいけない。患者が一つの症状を訴えても、それに関連して必ず聞かねばならないいくつかの症状があるから、医師はこれを心に用意しておく必要がある。

問診にさいしては、家族歴や既往症を聞かねばならないが、これは近代医学の成書にゆずり、ここでは漢方の診察にあたって、特に重要な症状について述べる。

悪寒《おかん》、悪風《おふう》

悪寒は、温かくして寝ていても、ぞくぞく寒けのするのをいう。悪風は、風にあたったり外気に触れたりした時にだけ不快な違和感のするのをいう。ともに表証の症状であるから、患者に表証があるかどうかを知るためには、必ず尋ねてみなければならない。しかし、悪寒があれば、いつでも表証であるかというと、必ずしもそうではない。悪寒発熱といって、悪寒と熱とが同時に存在する時は表証の徴候であるが、もし悪寒が止んだあとで熱が上がるときは、これを往来寒熱といって、少陽病の熱型とする。悪寒発熱には桂枝湯、麻黄湯、葛根湯などの、表証のときの処方を用いるが、往来寒熱は柴胡剤を用いる熱型である。また、熱がなくて悪寒だけあるときは陰証の悪寒で、附子《ぶし》を用いる徴候である。

汗

太陽病(表証)で、発汗剤を用いないのに自然に汗が出る場合は、表の虚であって、桂枝湯類の証である。しかし、表が虚していても汗の出ないことがあるから、脈によって鑑別しなければならないことがある。表虚では、脈は浮弱《ふじゃく》である。表の実では、汗が自然に出ることはなく、脈は浮緊《ふきん》である。

陰病では発汗のないのを原則とする。もし汗が流れるように出れば脱汗であって、病が重篤なことを示している。

熱

漢方で熱というのは、必ずしも体温の上昇を伴うとはかぎらず、熱感もまた熱とみとめる。

発熱とは、体表に熱感があり、他覚的にも熱っぽい感じのあるのをいう。発熱だけでは、その熱が表証のものであるか、裏証のものか、区別できないが、同時に悪寒があれば、これを表証とする。

往来寒熱とは、寒と熱とが相互に往来することの意で、悪寒が止んで熱が上り、熱が止んで悪寒がする。これは少陽病の熱型である。

潮熱《ちょうねつ》は、悪寒や悪風をともなわず、熱の出る時は全身に熱がくまなく行きわたり、同時に頭から手足の先まで汗ばむ。もし足が冷えたり、頭にだけ汗が出たりする場合は、潮熱ではない。潮熱は、陽明病（後述）の熱型で、下剤を用いる目標である。後世になって、肺結核患者で、夕方、時を限って熱の出るのを、日晡潮熱《にっぽちょうねつ》というようになったが、これは潮熱の本来の意味とは別である。

身熱も、一身ことごとく熱する点では潮熱と同じであるが、全身からの発汗をともなうことはない。身熱も陽明病の熱型である。

手足煩熱《はんねつ》の場合は、手や足があつくて、蒲団《ふとん》の外に出すことを好み、冷たいものに触れることを好む。これには地黄《じおう》の証が多く、下剤を用いてはならない。

大便

大便が硬《かた》くて秘結するものには実証が多く、下痢するもの、軟便のものには虚証が多いが、これには例外がみられる。

虚証で大便の秘結するものがある。もし腹満して、便秘していても、脈が弱くて、腹に底力のないものは、虚証であるから、下剤で攻めてはならない。これには、温補滋潤の薬剤をあたえると、かえって便通がつく。

熱病で、大便が秘結して、脈の弱いものは、虚証であるから、大黄《だいおう》や芒硝《ぼうしょう》などの下剤を用いると、ますます元気がおとろえる。このさいには、四逆湯《しぎゃくとう》や真武湯《しんぶとう》をあたえて、温補してやれば、腹力がついて、自然に排便がある。

下痢していても心下部を按圧《あんあつ》して硬くて痛むものは実証で、大柴胡湯の証が多い。

下痢していても裏急後重《りきゅうこうじゅう》(俗にいうしぶり腹のこと)のはなはだしいものは実証であるから、大黄《だいおう》と芍薬《しゃくやく》とを配剤した薬方を用いて下さねばならないものが多い。

大便の色の黒いものに瘀血《おけつ》によるものがある。臭気の強いもの、粘《ねば》りの強いものは、多くは実証であるが、兎の糞のように、コロコロとして乾いているものは、下剤の適応症ではなく、人参、地黄などの滋潤剤の証である。

大便の青いもの、青白いもの、粘りがなくてさらさらしているもの、完穀下痢《かんこくげり》のもの、大便臭のないものなどは、虚証であるから、附子《ぶし》、乾姜《かんきょう》などの配剤された方剤を用いる。

小　便

小便不利は尿量の少ないもの、小便自利は尿量の多すぎるもの、小便難は小便の出しぶるものをいう。

小便不利にも虚実の別がある。発汗、下痢、出血、嘔吐などによって、体液が減少して、小便不利するものは、特に利尿をはかる必要はない。黄疸または浮腫の前徴として、小便不利のくることがある。この場合は口渇がある。茵蔯蒿湯《いんちんこうとう》、五苓散《ごれいさん》などが用いられる。また浮腫はないが、体液の偏在によって小便不利するものには、伏苓《ぶくりょう》、朮《じゅつ》、沢瀉《たくしゃ》、猪苓《ちょれい》などの配剤された薬方を用いる。

小便自利するものには、陰証で虚証のものが多く、八味丸《はちみがん》、小建中湯《しょうけんちゅうとう》、苓姜朮甘湯《りょうきょうじゅつかんとう》、甘草乾姜湯《かんぞうかんきょうとう》などの証が多い。また瘀血のために小便の自利するものもある。

口渇《こうかつ》、口乾《こうかん》

のどが渇いて水を飲みたがるものを口渇と言い、この口渇の程度のはげしいものを煩渇引飲《はんかついんいん》という。口渇を訴えるものに、口唇から舌まで乾燥しているものと、舌の湿潤しているものとがある。また口渇の程度が軽くて、ときどき一口ずつ飲むものと、煩渇引飲するものとがある。また熱湯を好むものと冷水を欲するものとがある。また口内が乾燥して唾液の分泌が少なく、口をしめらすことを欲するが、飲むことを欲しないものがある。これは口乾であって、口渇と区別している。

煩渇引飲に、陽証のものと陰証のものとがある。その区別は、脈証その他を参照して判断する。熱湯を好むものを陰証とし、冷水を好むものを陽証とするとの説があるが、これはいちおう参考にはなるが、これだけで陰陽を分けてはならない。陰証も、その極に達すると、かえって冷水を欲して引飲し、あたかも陽に似てくるし、陽証も、その激しいものは、かえって熱湯を好むことがあるからである。

陽証では、石膏を配剤した白虎湯《びゃくことう》のごときものを用い、陰証では、附子《ぶし》の配剤された真武湯《しんぶとう》、茯苓《ぶくりょう》四逆湯《しぎゃくとう》のようなものが用いられる。口渇の激しくないものには、瓜呂根《かろうこん》、人参、知母、地黄などの滋潤剤が用いられる。

口乾には、実証はなく、すべて虚証であるが、瘀血による口乾があるから、他の証とにらみ合せて証を明らかにしなければならない。瘀血以外の場合は、証にしたがって温補滋潤の剤を用いる。たとえば、大病人、老人などで、一睡して眼がさめると、水を口に入れないと舌が廻らないほどに乾くというものは、人参、茯苓、地黄などの証である。なお、ロートエキス、バンサインなどを服用したための口乾との区別に注意しなければならない。

咳《がい》嗽《そう》

咳嗽（せき）のある時は、同時に喘鳴をともなうかどうか、その咳嗽が乾咳であるか、湿咳であるか、痰《たん》が切れにくいか、切れやすいか、痰の量は多いか少ないかを聞く。また顔を赤くして咳きこむか、のどの奥の方が乾燥した気味があるか、暖房器や炬燵《こたつ》にあたると咳を増すか、夜間ひどく咳きこむか、朝起きたとき咳が多いか、なども聞く必要がある。

喘鳴をともなう咳嗽には、麻黄の配剤された薬方が多く用いられる。乾咳は痰のない咳である。この乾咳の初期はやはり麻黄剤でよいが、乾咳がしばらくつづいている時は、地黄、麦門冬《ばくもんどう》などの滋潤剤を用いないと咳がなおらない。湿咳でも、痰の切れにくい時は、麦門冬湯、炙甘草湯《しゃかんぞうとう》などを用いる。しかし痰が切れやすくて、その量が多い時に、これらの滋潤剤をあたえると、痰はさらに多くなり、咳がはげしくなる。のどの奥の乾くもの、暖房器などにあたって咳の増すものも、滋潤剤の適応症である。

咳嗽があって、表証のあるものは、表証を治すれば咳嗽も止むが、表証が去って後に、なお咳嗽があれば、証にしたがって治療する。

出血

出血していても、手足が温かで、血色もよく、脈に力があり、熱性、充血性のものには、黄連《おうれん》の配剤された三黄瀉心湯《さんおうしゃしんとう》、黄連解毒湯《おうれんげどくとう》などを用いる。これに反し、手足が冷え、血色わるく、脈に力なく、冷性、鬱血《うっけつ》性のものには、地黄を主剤にした芎帰膠艾湯《きゅうききょうがいとう》、四物湯《しもつとう》などを用いる。しかし、この双方の症状が錯綜しているものもあり、これには四物湯と黄連解毒湯を合方した温清飲《うんせいいん》のようなものを用いる。出血がはげしくて貧血状態の強いものには、人参一味の独参湯《どくじんとう》や四君子湯などを用いる。

これらとは別に、瘀血による出血がある。他の症状を参照して、いずれの出血かを明らかにして、瘀血性のものであれば、桂枝茯苓丸《けいしぶくりょうがん》、桃核承気湯《とうかくじょうきとう》、折衝飲《せっしょういん》のようなものを用いる。

頭痛

頭痛にも、陰陽虚実の別がある。頭痛、発熱、悪寒、脈浮緊《ふきん》のものは、太陽病の頭痛で、麻黄湯の証である。これを表証の頭痛という。これとは逆に、頭痛はするが、頭が冷たく、氷嚢を当てることを嫌い、脈が沈《ちん》であれば、少陰病の頭痛で、麻黄細辛附子湯《まおうさいしんぶしとう》の証である。もし、頭痛がはげしくて嘔吐し、手足が冷えて煩躁《はんそう》し、脈沈遅《ちんち》のものも少陰病の頭痛であるが、これには呉茱萸湯《ごしゅゆとう》を用いる。

胃アトニー症や胃下垂症の患者で、心下部に振水音を証明し、足が冷え、肩から頸が重く、めまい、頭痛のあるものには、半夏白朮天麻湯《はんげびゃくじゅつてんまとう》を用いる。

胸脇苦満《きょうきょうくまん》（みずおちから上部に欠けて膨満と抵抗感のある症状）や心下痞硬《しんかひこう》（みずおちあたりが硬く抵抗感のある症状）のあるものには、頭が重くて痛いという症状を訴えるものがある。漢方では、これを頭重と呼ぶ。この場合、胸脇苦満があれば小柴胡湯、大柴胡湯、柴胡加竜骨牡蠣湯《さいこかりゅうこつぼれいとう》などを選用し、心下痞硬のあるものは半夏瀉心湯《はんげしゃしんとう》、三黄《さんおう》瀉心湯を選用する。

眩暈《げんうん》

目眩《もくげん》、頭暈《ずうん》ともいう。めまいである。冒眩《ぼうげん》という時は、頭に何か被っているようで重くて、めまいのするのをいう。

眩暈のある患者には、同時に肩こりのあるものが多い。この肩こりは、腹部に胸脇苦満、心下満、心下痞硬などのあるためにくるものが多い。胸脇苦満のあるものには柴胡剤を用い、心下が痞《つか》えて便秘するものには三黄瀉心湯を用いる。また胃部に振水音を証明するものには、苓桂朮甘湯《りょうけいじゅつかんとう》、半夏白朮天麻湯《はんげびゃくじゅつてんまとう》、真武湯、当帰芍薬散《とうきしゃくやくさん》などを用いる。

切《せっ》診《しん》

切診は、医師の手を直接、患者の身体に接触させて診察することを言い、このなかで重要なものは脈診と腹診である。

脈診

漢方医学の脈診は、古くからいろいろの方法があって統一がなく、流派によって、脈診の部位、方法およびその意義が異なる。晋代の大医令であった王叔和《おうしゅくか》の『脈経』にも、仲景流、扁鵲流《へんじゃくりゅう》、華佗《がだ》流などの脈診について述べているが、本書では『傷寒論』の脈診について述べる。

脈診の部位

漢方に寸口《すんこう》の脈という言葉がある。この寸口に広義のものと狭義のものとがあり、広義のものは、近代医学の脈診の部位と同じく、手の橈骨《とうこつ》茎状突起の内側における橈骨動脈の搏動である。この部位に医師の中指と食(示)指と薬指とを当てて脈を診る。このさい、中指を茎状突起の内側に当て、食指を末梢部に、薬指を肘《ひじ》関節によった方に当たるようにおき、あるいは軽く(軽按)、あるいは重く(重按)、この部を按じて脈を診る。もし肘の長い患者を診るときは、この三本の指の間隔を少し開くようにし、肘の短い患者の場合は、その間をつめる。幼児の場合は、母指または食指だけを当ててもよい。寸口の脈の狭義のものは、さらに寸口と関上《かんじょう》と尺中《しゃくちゅう》とに分ける。すなわち、食指の当たるところを狭義の寸口とし、中指の当たるところを関上とし、薬指のあたるところを尺中とする。

脈の種類

〔浮《ふ》〕　軽按すれば、指を押し上げるようで、強く按ずると底に力のない脈で、「之《これ》を按《あん》じて足らず、之《これ》を挙ぐればあまりあり」と古人は述べている。「浮の脈は水に浮べる木の如し押せばかくれてうするなりけり」という歌に

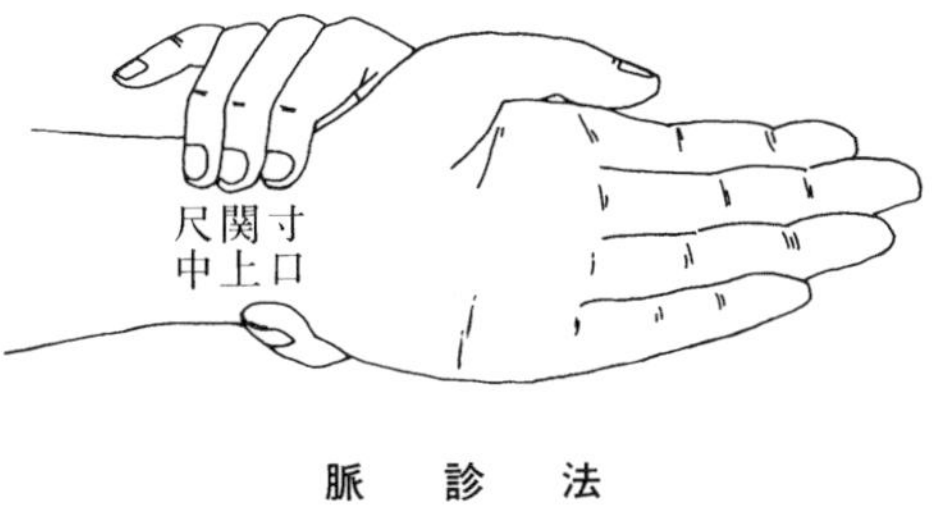

脈　診　法

よって、この脈の形態を想見できる。

急性熱病で、浮脈を現わすときは、太陽病で表証のあることを意味し、浮にして緊《きん》（後述）であれば表実証であるが、浮にして弱《じゃく》（後述）であれば表虚証である。ところが、浮脈が遅（後述）弱を兼ねると、裏虚証である。

熱のない一般雑病で浮脈を現わすときに、大（後述）にして弱を兼ねると虚証であり、大にして力があれば、実証である。

〔沈《ちん》〕　指を軽く当てる時は触れないで、強く深く按じて触れる脈で、「上になく、按《お》せば底にて強く打つ、是《これ》ぞまことの沈脈《ちんみゃく》ぞかし」という古歌がある。

沈脈は裏証の時にみられ、沈にして力があれば裏実証であるから、下剤の適応症であり、沈にして弱であれば裏虚証であるから、附子、乾姜《かんきょう》、人参などで温補する。

沈脈は、また浮腫、腹水など、水の蓄積を意味する場合がある。

〔数《さく》〕　搏動の頻数《ひんさく》の脈をいう。医師が一呼吸する間に病人の脈が六動以上を数という。大人の場合で、およそ一分間に九〇動以上を数脈《さくみゃく》とする。

遅脈《ちみゃく》が寒《かん》であるのに反し、数脈は熱である。もし数にして滑《かつ》（後述）であれば、実熱であり、数にして弱、あるいは数にして細《さい》（後述）であれば、虚熱である。細数《さいさく》にして弱あるいは微（後述）細数のものは、病の重篤なことを意味する。もし浮数《ふさく》であれば、表熱を意味し、沈数《ちんさく》であれば裏熱を意味する。

〔遅《ち》〕　数の反対で、搏動数の少ないものをいう。古歌に「尋ぬればかくるるやうに遅くうつひえたる人に遅脈ありけり」とある。医師の一呼吸に患者の脈搏が四動以下を遅《ち》とする。遅脈は、虚寒を意味する。浮《ふ》にして遅も、沈《ちん》にして遅も、弱脈を兼ねるときは、ともに裏の虚寒証を意味するから、附子《ぶし》の配剤された真武湯、四逆湯などの適応症である。しかし、遅にして力のある脈、すなわち遅実のものは、病毒の停滞蓄積を意味する。たとえば、沈遅にして実であれば、裏実の候で下すべき証である。

〔弦《げん》〕 弓のつるを張って、これに触れる感じの脈をいう。『弁脈法』には「弦は、状、弓弦《きゅうげん》の如く、之《これ》を按《あん》じて移らざるなり」と説明している。古歌には「弓を張り、力を入れて弦《つる》を按《お》す、すぐにまがらず細く引っぱる」とある。

弦脈は、ひきつれて痛む場合、すなわち拘急《こうきゅう》して痛む時にみられる。たとえば「脈弦《げん》の者は即ち脇《きょう》下《か》拘急《こうきゅう》して痛む」。

弦脈は、虚して消化力の不足していることを意味する。たとえば「脈弦の者は虚なり、胃気（消化機能）余なし」。

弦脈は、痰飲の蓄積を意味する。たとえば「咳家、其脈弦なるは水ありとなす」。

弦脈は、瘧《ぎゃく》（マラリヤ）に現われる。たとえば「瘧脈は自《おのずか》ら弦」。

弦脈は、少陽病に現われる。たとえば「傷寒、脈弦細《げんさい》にして、頭痛、発熱する者は、少陽に属す」。

〔緊《きん》〕 弦脈に似ていて、弦脈は按じても左右に移らないが、緊脈《きんみゃく》は按じて左右に移る。そこで古人は「緊は転索《てんさく》の常なきが如し」と述べている。古歌に「弦に似てよりのかかれる如くにて底にかたきを緊脈と知れ」とある。

緊脈は、寒を意味する。たとえば「諸緊は寒となす」「脇下偏痛、発熱、其脈緊弦《きんげん》なるは此れ寒なり」。

〔滑《かつ》〕滑は指先に玉を転がすように、なめらかに去来する脈をいう。古歌に「玉の如くなめらかにして進み得ず、押せばかくれてしりぞきもせず」とある。

滑脈は熱を意味し、実を意味する。たとえば「傷寒、脈滑《かつ》にして厥《けつ》する者は、裏に熱あるなり」「脈滑にして数《さく》の者は宿食あるなり」。

〔濇《しょく》〕濇は滑の反対で、脈の去来が渋滞して円滑でない脈を言い、小刀で竹をけずる時のような感じだと説明している。古歌に「細くして遅きは沈む故ぞかし、血虚の証に濇脈はあり」とある。

濇は虚を意味する。たとえば「寸口の脈、浮微《ふび》にして濇なるは、法当《ほうまさ》に亡血《ぼうけつ》となすべし」。

〔微《び》〕微脈は、かすかにして触れにくい脈で、古歌に「有るかとておせばたよたよ弱くして無きが如くに細くかすかぞ」とある。

微は精気の虚脱を意味する。たとえば「脈微にして悪寒する者は、此れ陰陽倶《とも》に虚す」。

〔大《だい》、洪《こう》〕大も洪も、幅の広い脈で、勢いの盛んな場合を洪という。古歌に「大きくて広くぞ指に満ちきたる大きに座とり広く長きぞ」とある。

大にして弱は、虚を意味し、大にして力のあるのは実を意味する。

〔芤《こう》〕芤は大きく幅のある脈で、しかも血管の外端をふれて、中がうつろである。古人は葱《ねぎ》の切口に指を当てるような感じの脈だと言っている。古歌に「指の腹、まわりにありて中はなし、浮にやわらかに、ひともじを切れ」とある。

芤脈は、虚脈で、体液の亡失を意味する。

〔伏《ふく》〕 沈《ちん》の程度のはなはだしいもので、伏して現われず、深く按じて、ようやくふれる脈である。伏は実脈であって、病毒が急に体内に充満したことを意味するから、この脈を現わす時は発汗もしくは吐剤、または下剤によって、病毒をすみやかに排除しなければならない。しかし伏脈と微脈とは不注意に診察すると誤ることがある。

〔弱《じゃく》〕 力のない弱い脈で、虚証を意味する。

〔細《さい》、小《しょう》〕 大の反対で幅のない脈をいう。小、細ともに同じ意味である。

細は寒を意味する。たとえば「手足厥寒《けっかん》、脈細にして絶せんと欲する者は、当帰四逆湯之《これ》を主《つかさど》る」。

細脈は、邪が表証より裏証に変わったことを意味する。

細脈が微を兼ねると表裏ともに虚することを意味する。

〔代《だい》〕 代は、不整脈で、たちまち軟弱となり、たちまち弦緊《げんきん》となり、たちまち浮《ふ》となり、たちまち沈《ちん》となり、たちまち数《さく》となり、たちまち遅《ち》となって、更代《こうたい》（改まりかわること）常なき脈である。

代は病の重篤な際にみられるが、必ずしもこの脈だけをみて危篤と断定してはいけない。結代《けつだい》の脈は、単に不整脈という意味にも用いられる。

〔結《けつ》〕 結は遅脈にして、時に一止する脈である。結は瘀血のあるものに現われることがある。また身体枯燥して滋潤を失ったものに現われることがある。

〔緩《かん》〕緩は、数《さく》ならず遅《ち》ならず中和平穏の脈で、無病平人の脈である。諸病に緩脈を現わす時は、病が軽くて癒《なお》ろうとする徴候である。

腹診

腹診法

患者を仰臥させ、両足を伸べ、手は身体の両脇に伸べるか、軽く胸で組み合わせ、腹に力を入れないように、ゆったりとした気もちで診察を受けさせる。もし腹に力が入ると、胸脇苦満《きょうきょうくまん》や腹直筋の攣《れん》急《きゅう》を誤診するようになるばかりでなく、心下部の振水音も聞こえないことがある。そこで、筆者は、はじめ足を伸展させて腹診し、次に膝関節をかがめて、腹筋を弛緩させておいて、再び腹診することにしている。

医師は患者の左側に位置して、右手を用いて診察するが、小腹(下腹部)急結を診察する時は、右側に位置している方が便利である。診察のはじめは、胸から腹をかるく掌でなで下ろし、この時に、腹壁の厚薄、動悸などを診し、次に個々の腹診にとりかかる。

腹診の目的

漢方における腹診の目的は、虚実を知るにある。しかし腹診だけで虚実を判断すると誤診におちいることがあるから、かならず脈診その他の症状を参照して、総合的に観察することが必要である。

古人は「外感は脈を主とし、内傷は腹を主とす」と言った。これは急性熱病のような外感（外因）では、脈証を主とし、慢性の経過をとる内傷（内因）の諸病では、腹証を主として虚実の判定を下すべきことを述べたものである。そのわけは、急性の熱病では、病証の変動が顕著で、脈はこの変動に敏感に反応して変化するけれども、腹証はすぐには変わらない。これに反して、内傷では病状の変化が緩慢であるから、腹証を主として虚実を判断できるのである。

重要な腹証

〔腹部軟弱無力〕　腹部が総じて軟弱無力で、弾力なく、脈もまた沈弱で、手足の冷えるものは、裏虚証で、真武湯、人参湯、四君子湯などの証である。この場合に振水音を証明しても同じく裏虚証で、以上の処方の証である。

腹部が軟弱無力で、腸の蠕動《ぜんどう》に不安があって、腹壁を透して腸の動きを望見することのできるものも虚証で、大建中湯、小建中湯、真武湯、旋覆花代赭石湯《せんぷくかだいしゃせきとう》などの証である。

腹部が軟弱であっても、底力のあるものには実証がある。もし便秘して脈が沈にして力があれば、腹部が軟弱であっても、下剤の適応症である。三黄瀉心湯《さんおうしゃしんとう》などを用いる。

〔腹満〕　腹満にも虚証と実証とがある。腹満して便秘するものには実証が多いが、腹膜炎、腸捻転《ちょうねんてん》などの場合には、便秘していても虚証が多い。下痢してかえって腹が張るのは虚証である。腹水のために腹満を起こしている場合も、多くは虚証である。

　腹満して底でしっかりと力があり、便秘して、脈に力があれば実証である。腹満して腹表が硬くても、底に力がなく、脈が微弱であれば虚証である。実証のものは、大黄の配剤された大柴胡湯、大承気湯、茵蔯蒿湯《いんちんこうとう》などでこれを下し、虚証のものは、桂枝加芍薬湯、小建中湯、四逆湯などで温補する。

〔心下部振水音〕　胃下垂症、胃アトニー症などのある患者にしばしば証明できる。筆者は握りこぶしを作って、こぶしの指背、または中指の第二関節で軽くたたいたり、中指と薬指の指先で軽くたたく。

　振水音のある患者は、多くは虚証である。茯苓《ぶくりょう》、朮《じゅつ》、沢瀉《たくしゃ》、生《しょう》姜《きょう》、半夏《はんげ》などの配剤された処方、たとえば、茯苓飲、人参湯、真武湯、茯苓沢瀉湯、半夏厚朴《こうぼく》湯などが用いられる。

〔心下痞硬《ひこう》〕　心下部がつかえて抵抗感のあるのをいう。痞《ひ》はつかえるの意。

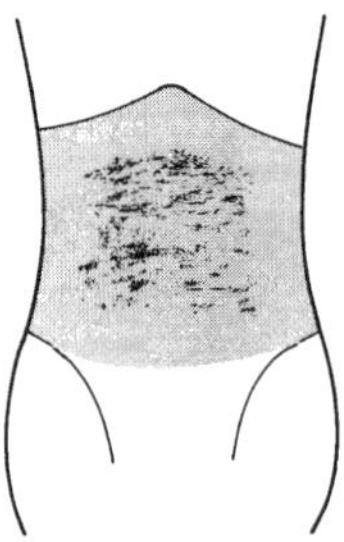

（腹　満）

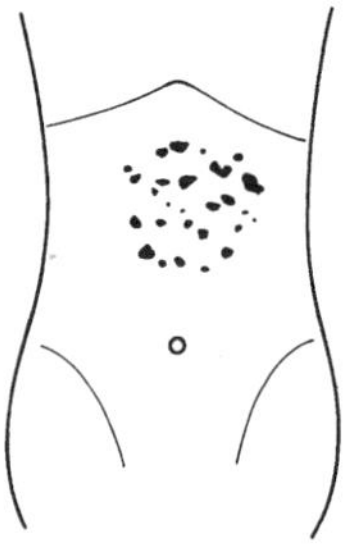

（心下振水音）

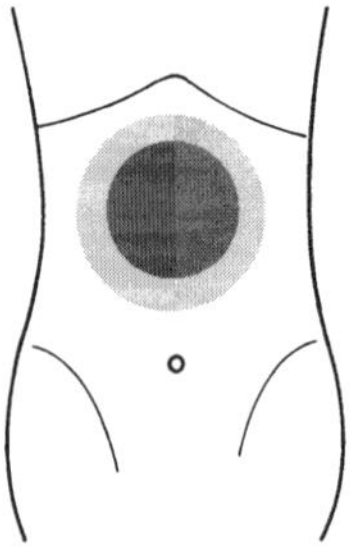

（心下痞硬）

心下痞硬のある場合に多く用いられる方剤には、半夏瀉心湯、甘草瀉心湯、三黄瀉心湯などがある。

〔心下痞〕　心下痞は、俗にみずおちがつかえるという症状で、他覚的にこの部位に抵抗や圧痛は証明しない。心下痞のものにはしばしば振水音を証明する。

心下痞は、虚証として現われることが多く、四君子湯、人参湯などが多く用いられる。

〔胸脇苦満《きょうきょうくまん》〕　季肋部に充満感があって苦しく、他覚的にこの部に抵抗圧痛を証明する。胸脇苦満は左右ともに現われるが、左か右か片方だけにみられることもある。

胸脇苦満は大部分柴胡剤の適応症である。肝臓や脾臓が肥大しているときも、胸脇苦満とみとめてよいが、肝癌には柴胡剤も無効である。

〔脇下痞硬《ひこう》〕　季肋下の痞硬をいう。胸脇苦満と同時に存在していることが多く、柴胡剤の適応症である。

〔裏急《りきゅう》〕　裏急は、腹裏すなわち腹の皮の下で拘攣《こうれん》して、ひっぱる感じをいう。腹直筋の拘攣もこのなかに入る。ところが、腹直筋の拘

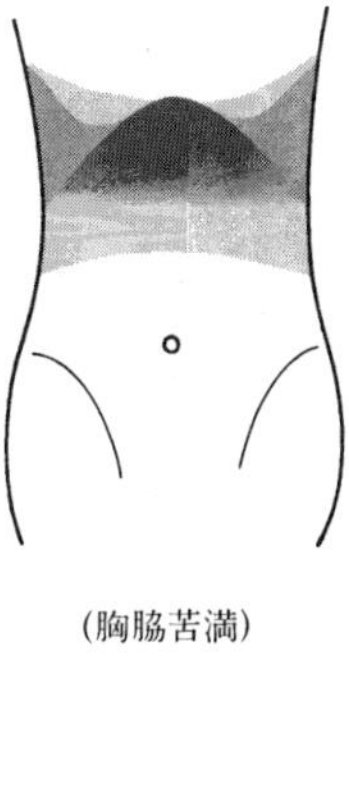

(胸脇苦満)

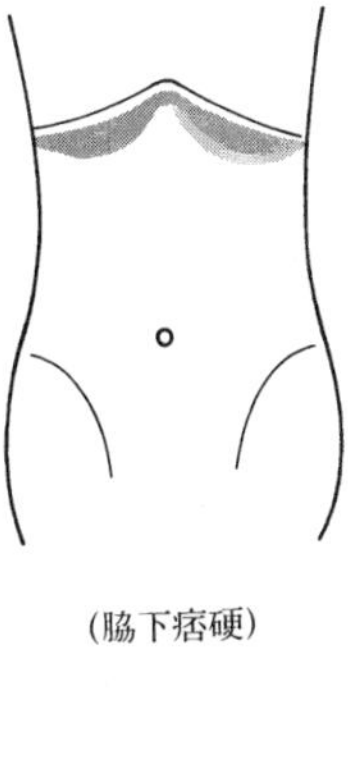

(脇下痞硬)

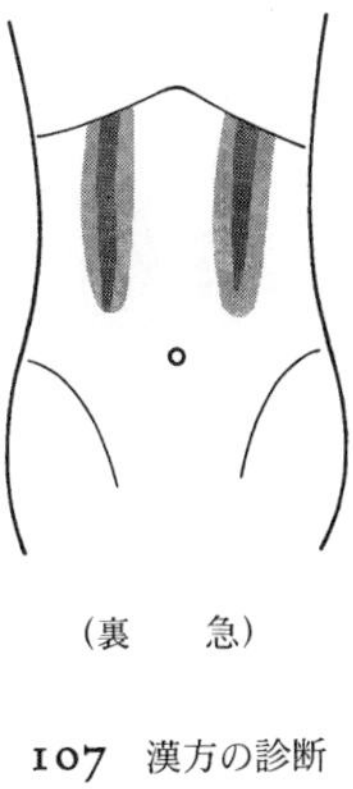

(裏　　急)

攣がなくても、腹膜炎などで、腹が張って突っぱるという感じもこのなかに入る。

裏急は、虚証の患者にみられる腹証であるから、便秘していても、下剤をあたえてはならない。小建中湯、大建中湯などは、この裏急のある時に用いられる。

〔小腹拘急《こうきゅう》〕 小腹は下腹部をいう。小腹拘急というのは、下腹部が拘攣している状態である。この場合は腹直筋が臍下から恥骨のあたりにかけて拘攣しているのをみとめる。これは下焦《げしょう》（三焦のうちの一つで、臍より下の身体の部分）の虚している場合によくみられるもので、いわゆる腎虚《じんきょ》の腹証である。このような腹証は八味丸証によくみられる。

〔小腹急結〕 小腹急結は、桃核承気湯《とうかくじょうきとう》の腹証で、いわゆる瘀血の腹証である。この腹証はほとんど右側に現われることはなく、左側の腸骨窩において、擦過性の圧に対して急迫的な痛みを感ずる索条物を証明する。この場合には、必ず両足を伸展して診察することが必要である。小腹急結を診察するさいには、指頭を皮膚に軽く触れたまま迅速にこするように、臍傍から斜《ななめ》に左腸骨結節に向かって移転

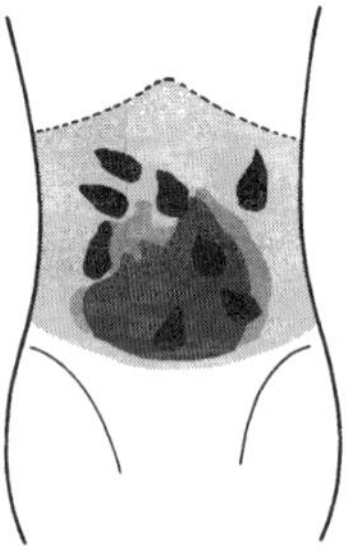

（裏　　急）

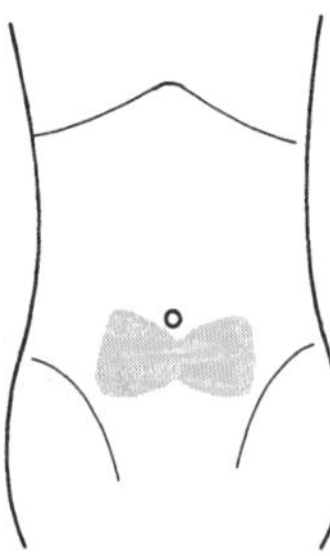

（小腹拘急）

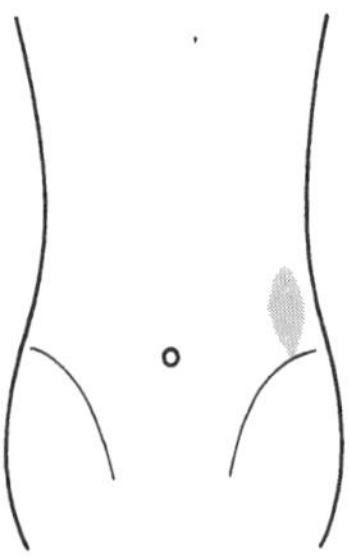

（小腹急結）

させる。この場合、小腹急結があれば、患者は急に膝をかがめて疼痛を訴える。小腸急結は、男子よりも、女子に多く現われる。

〔小腹満、小腹硬満〕　小腹満は下腹部の膨満をいう。小腹硬満は、下腹部が膨満して抵抗のあるのをいう。この腹証は、瘀血の証として現われることもあるが、痰飲《たんいん》の証として現われることもある。たとえば「小腹硬く、小便不利の者は、血なしとなすなり。小便自利し、其人狂の如き者は、血証たるやあきらかなり」とあって、小便の不利と自利によって、血証であるか痰飲であるかを分けている。瘀血の場合には、桂枝茯苓丸、大黄牡丹皮湯、抵当丸などを用い、痰飲の場合には猪苓湯《ちょれいとう》を用いる。

〔心悸、心下悸、臍下悸〕　心悸は、心臓部の搏動をいう。虚里《きょり》の動《どう》がたかぶるというのは、この心悸の亢進《こうしん》をさしていう。心下悸、臍下悸、水分の動、腎間の動などと呼ぶものは、腹部大動脈の搏動の波及が顕著で、他覚的にこれを望見し、あるいは容易に手に触れることのできるものをいう。

およそ、これらの部分で動悸の亢進している時は、すべて虚証であるから、発汗、瀉下《しゃげ》、催吐を禁ずる。動悸を目標に用いる方剤は、地黄、茯苓、竜骨、牡蠣《ぼれい》、桂枝、甘草などの配剤されたもの、たとえば炙甘草湯《しゃかんぞうとう》、桂枝加竜骨牡蠣湯、苓桂朮甘湯《りょうけいじゅつかんとう》、苓桂甘棗《かんそう》湯、半夏《はんげ》厚朴湯、五苓散《ごれいさん》などがある。

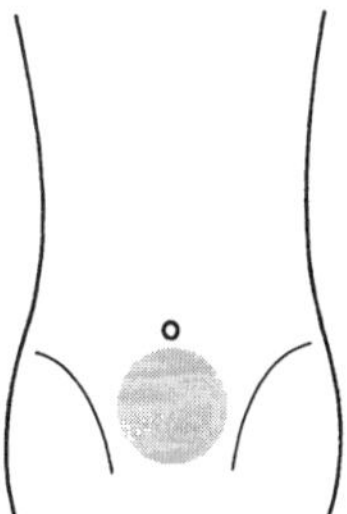

(小腹硬満)

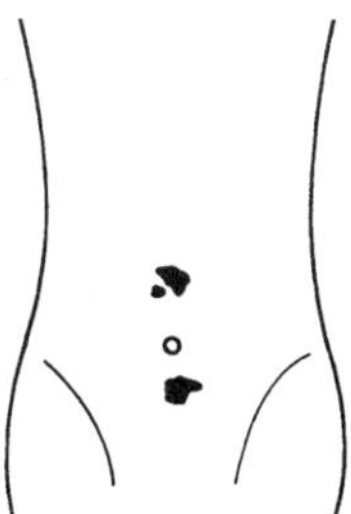

(心下悸・臍下悸)

三陰三陽

一般雑病では、病気を陰・陽・虚・実に分けて治療するが、傷寒すなわち急性熱病では、三陰三陽に分類して治療方針をたてるのが便利である。

『傷寒論』においては、疾病を、その経過に応じて三陰三陽に分ける。

太陽病

熱病の初期には太陽病の症状をもって発病するものが多い。そこで『傷寒論』では、次のようにその大綱を述べている。「太陽の病たる、脈浮《ふ》、頭項《ずこう》強痛、而《しこう》して悪寒《おかん》す。」

ここにあげた脈浮・頭痛・項強（項《うなじ》のこわばること）・悪寒の四つの症候は、太陽病を特徴づけるものであるから、この四つの症状が全部そろった場合は、病名のいかんにかかわることなく、これを太陽病と名づける。それでは太陽病の時はいつでもこの四つの症状がそなわっていなければならないかというと、必ずしもそうではない。次に、二、三の例をあげる。

太陽病の症状のなかで最もたいせつなものは浮脈である。しかし、脈が浮であるということだけでは太陽病とはいえない。なぜならば、少陽病でも、陽明病でも、太陰病でも、少陰病でも、まれではあるが、浮脈を呈することがある。だから、この浮脈のほかに、もう一つ太陽病を特徴づける他の症状がむすびつかなければ、太陽病と認定できない。頭痛も太陽病を特徴づける症状であるが、これだけの症状で太陽病とはいえない。項強も悪寒も同様である。そこで、どの症状と、どの症状とがむすびつくかということによって、太陽病か否かが決まる。

脈が浮で、発熱、悪寒のあるものは、太陽病である。

脈が浮で、発熱、悪寒、頭痛のあるものは、太陽病である。

脈が浮で、発熱、悪寒、身体痛のあるものは、太陽病である。

脈が浮で、頭痛、発熱、悪寒、関節痛のあるものは、太陽病である。

太陽病の症状は、身体の表面に現われるもので、前述の「表証」の症状に一致する。

太陽病には、桂枝湯、麻黄湯、葛根湯などが用いられる。

少陽病

太陽病として発病した場合、三、四日たつと少陽病となって、次のような症状を呈する。「少陽の病たる、口苦《くちにが》く、咽乾《のどかわ》き、目眩《めくるめ》くなり。」

ここに少陽病の徴候としてあげている口苦、咽乾、目眩は、いずれも患者の自覚症状であって、問診によって知り得る。口が苦《にが》いという症状は、熱のためであって、同時に口がねばる気味がある。太陽病や三陰病では、口が苦いという症状はない。しかし陽明病では、口が乾いて苦いことがある。したがって、これだけの症候では、陽明病と少陽病との区別はむつかしい。これを判別するには、腹証その他の症状を参酌する。咽乾は、咽喉の乾燥感を指していったもので、口渇のために、水を欲する訴状を指したものではない。目眩は、めまいで、口乾とともに熱のために起こったものである。

少陽病は、表と裏の間の熱証であるから、これを半外半裏熱証ともいう。

少陽病には、以上の症状のほかに、胸満、胸痛、心中懊憹《おうのう》(胸中が形容しがたいほど苦しい)、心煩《しんぱん》(胸苦しい)、咳嗽《がいそう》、心悸亢進、呼吸促迫、悪心、嘔吐、食欲不振などがあって、腹証上では、胸脇苦満や心下痞《ひ》硬《こう》を証明する。

少陽病には、発汗、催吐、瀉下の剤を用いてはならない。方剤としては、小柴胡湯、梔《し》子《し》豉《し》湯《とう》、瀉心湯などの類を用いる。少陽病から陽明病への移行型には、大柴胡湯、三黄瀉心湯などが用いられる。

陽明病

少陽病の邪が裏に進入すると陽明病となる。『傷寒論』では、「陽明の病たる胃《い》家《か》実《じつ》これなり」と、陽明病の大綱を述べている。ここにいう胃家は胃腸を指している。実は充実である。そこで、陽明病では、便秘、腹満の傾向があり、腹診によって、腹部の充実感を証明することができる。しかし、便秘、腹満があっても、腹部に充実感のない、いわゆる虚満のもの、腹水による腹満、たとえば癌や肝硬変による腹満、結核性腹膜炎などからくるものは、陽明病といえないものが多い。

太陽病が表熱証であるのに反し、この陽明病は裏熱証である。陽明病には、承気湯類、白虎湯などが主として用いられる。

太陰病

傷寒論では、太陰病の大綱について、次のように述べている。「太陰の病たる、腹満して吐《と》し、食下らず、自利《じり》ますます甚しく、時に腹自《おのずか》ら痛む。若《も》し之《これ》を下せば、必ず胸下結硬《けっこう》す。」

太陰病の腹満は、虚満であって、陽明病の実満とは異なる。かつ嘔吐と下痢があり、ときどき腹痛がある。このような場合には脈は弱くて緊張がない。この虚満を実満と誤って下すと、かえって心下部が硬くなる。

太陰病は、太陽病を誤って下したために起こるものがあり、また平素から胃腸の弱い人は、発病初期から太陰病を呈することがある。

太陰病は、裏寒虚証であるから、桂枝加芍薬湯、人参湯、四逆湯、真武湯などが用いられる。

少陰病

虚弱な体質の人、老人などは、発病の初期から少陰病証を呈するものがある。少陰病は表または裏の寒証であって、『傷寒論』では、その大綱を次のように述べている。「少陰の病たる、脈微細、但寝《ただいね》んと欲するなり。」

少陰病は、別にこれといって苦しむところはなく、ただ気力が衰えて寝ていたいというのである。寝は、眠るの意ではなく、横になって臥《ね》ていたいのである。脈も微細とあって、気血衰微の候を見せている。

以上のほかに、少陰病では、体温が上昇していても、尿が稀薄で、食欲もあり、味も変わらない場合がある。

なお、表寒証では、身体痛、頭痛、悪寒、足冷があり、裏寒証では、腹痛、心煩、下痢、便秘、小便自利がある。

表寒のものには、麻黄附子甘草湯《まおうぶしかんぞうとう》、麻黄細辛附子湯《まおうさいしんぶしとう》を用い、裏寒証には、真武湯、四逆湯などを用いる。

厥《けっ》陰《ちん》病

厥陰病は、上熱下寒の症で、上半身が熱して、下半身が冷える。『傷寒論』ではその大綱を次のように述べている。「厥陰の病たる、消渇《しょうかつ》、気上って心《しん》を憧《つ》き、心中疼熱《とうねつ》、飢えて食を欲せず、食すれば則ち蚘《かい》を吐し、之を下せば利止まず。」

ここでいう消渇は、糖尿病の意味ではなく、口渇のはなはだしい状態をいったもので、蚘は蛔虫のことであるが、この消渇と蚘は、『傷寒論』の本文ではなく、後生の註釈が本文に混入したものだといわれているので、今は、これを去って、厥陰病の大綱とする。

厥陰病では、陽の気が上にのぼり、陰の気が下に残って、陰陽の気が離ればなれになって相交易しないから、熱が上にのぼり、寒が下にあるから、足が冷えて、のぼせる。厥陰病は、その他、胸中に灼熱したような痛みがあり、腹がすいているようで食べられない、食べると吐くという症状があり、もしこれを誤って下すと下痢が止まらなくなる。

厥陰病も、太陰病や少陰病と同じく、四逆湯や真武湯を用いる。

なお、三陽病の場合には、太陽病、少陽病、陽明病を区別をして、これによって治療方針を立てるが、三陰病の場合には、陰病ということが診断できれば、太陰病、少陰病、厥陰病の区別は必ずしも必要ではない。

転属、転入、併病、合病

証は不動のものではなく、常にうつりかわる傾向がある。はじめ太陽病であったものが、少陽病となり、さらに陽明病となり、また太陽病が、そのまま厥陰病となることもある。

「転属」というのは、たとえば、太陽病が陽明病に移る時、全く陽明病になり切ったのではなく、まだ少し太陽病の徴候の残っているような時に用いる。もし陽明病になり切れば「転入」である。だから転属の時は、「併病」である。たとえば、太陽病が陽明病に転属した時は、これを太陽と陽明との併病という。この場合は、まず太陽病を治してのちに陽明病を治療する。「合病」は併病と異なり、太陽と少陽、太陽と陽明、太陽と少陽と陽明という具合に、二陽または三陽が同時に病むのをいう。その治療は、太陽と少陽の合病では、少陽を治し、太陽と陽明の合病では太陽を治し、三陽の合病では、少陽の証が多ければ、小柴胡湯を用い、陽明の証が多ければ白虎湯を用いる。

壊《え》病《びょう》

誤治その他の原因で、証がくずれて、正証をもってよぶことのできないものを壊病という。たとえば、桂枝加附子湯証は、本来太陽病の桂枝湯の証を発汗させ、その発汗が過多であったために、太陽の表証はまだ除かれないのに、一部はすでに陰証におちいり、これを太陽病ともよべず、また全くの陰証になりきったものではないから、少陰病ともよべない。これを壊病という。

薬方解説

〔1〕この章では、日常頻繁に用いられる薬方の中で、特に重要なものを選んで、その目標と応用例を簡単にしるした。
〔2〕加減方は、原方に一〜二味の薬を去加したもので、比較的重要なものを選んで、原方のあとにのせた。
〔3〕応用の条項には、「症状別治療」に出ていない病気も挙げてあるが、これも一部の例にすぎないので、目標さえあれば何病に用いてもよい。

安《あん》中《ちゅう》散《さん》

〔目標〕　虚弱な体格で冷え症の患者の慢性に経過する腹痛に用いる。腹壁は弛緩して弾力に乏しく、振水音を証明することがあり、またガスがたまる傾向がある。この点は大建中湯《だいけんちゅうとう》の腹証に似ているが、蠕動《ぜんどう》のはなはだしい亢進はみられない。また臍部で動悸が亢進し、時に酸水を吐くこともある。疼痛は、心下部だけに限局することもあるが、臍《へそ》の周辺で痛むこともあり、また下腹から腰にかけて引きつれるように痛むこともある。
〔応用例〕　胃アトニー症（胃弛緩症）。胃下垂症。胃炎。胃潰瘍。十二指腸潰瘍。腸疝痛《せんつう》。ヒステリー。神経性腹痛。

痿証方《いしょうほう》

〔目標〕　体力はあまり衰えていないが、腰から下の力がぬけて歩行困難または不能のもの。下肢の運動麻痺に知覚麻痺を伴っているもの。ただし胃腸に障害なく、食欲は通常のもの。
〔応用例〕　小児麻痺。脊椎カリエス。脊髄炎。

胃風湯《いふうとう》

〔目標〕　慢性に経過する下痢で、いろいろ治療しても治らず、そのために血色わるく、気力に乏しく、疲れやすい。大便は粘液や血液をまじえることがあり、一回の量は少なく、排便時にピチピチと音をたてて大便の飛び散る傾向があり、これがこの方を用いる目標になる。真武湯《しんぶとう》の証の下痢に似ているので鑑別を要する。
〔応用例〕　慢性大腸炎。潰瘍性直腸炎。

茵《いん》蔯《ちん》蒿《こう》湯《とう》

〔目標〕　腹部、ことに上腹部が膨満し、みずおちから胸にかけて名状しがたい不快感があり、胸が塞《ふさ》がったようで、悪心《おしん》を訴える。また口渇があって、水を飲むのに尿量が少なく、便秘する。黄疸を起こすこともあるが、これは必発の症状ではない。黄疸を起こす場合は、尿の色が黄柏《おうばく》の煎汁のようになる。しかし時には口渇がなかったり、尿量の減少が著明でないこともある。また浮腫の見られることもある。

〔応用例〕　肝炎。蕁麻疹《じんましん》。食中毒。腎炎。ネフローゼ。小柴胡湯や大柴胡湯に合して用いることもある。

茵《いん》蔯《ちん》五《ご》苓《れい》散《さん》

〔目標〕　この方は五苓散に茵蔯を加えた方で、五苓散証で肝障害や黄疸などのあるものに用いる。茵蔯蒿湯は口渇、尿利減少、便秘、腹満などのあるものを目標にするが、この方の証では、口渇と尿利の減少はあっても、便秘を訴えることはない。

〔応用例〕　肝炎。腎炎。ネフローゼ。腹水。人参湯に合して肝硬変からくる腹水に用いる。また小柴胡湯や大柴胡湯に合して用いることもある。

温《うん》経《けい》湯《とう》

〔目標〕　主として婦人の病気に用いられ、月経不順、不定期の子宮出血、帯下《こしけ》などがあって、冷え症で、のぼせ、血色はすぐれず、下腹に膨満感があったり、下腹がひきつれたりして、掌（てのひら）に煩熱《はんねつ》があってポカポカと熱感を訴え、口唇が乾燥する、というものに用いる。

〔応用例〕　更年期障害。月経不順。進行性指掌角皮症。不妊症。流産ぐせ。湿疹。血の道症。

温《うん》清《せい》飲《いん》

〔目標〕　この方は四物湯《しもつとう》と黄連解毒湯《おうれんげどくとう》との合方であるから、一方で消炎、鎮静の効があり、片方で血行をよくして瘀血を去り、止血の効がある。そこで皮膚の色は黒褐色または黄褐色を呈し、皮膚枯燥の傾向があり、皮膚の掻痒《そうよう》、粘膜または皮膚の潰瘍、出血、のぼせなどの傾向のあるものに用いる。

〔応用例〕　各種の出血（子宮出血、痔出血、腎出血など）。湿疹。蕁麻疹。皮膚炎。皮膚掻痒症。ベーチェット症候群。黒皮症。肝斑《かんぱん》（しみ）。面皰《めんぽう》（にきび）。神経症。肝障害。膠原《こうげん》病。高血圧症。アレルギー性体質改善。

温《うん》胆《たん》湯《とう》

〔目標〕 胃下垂症や胃アトニー症のある虚弱体質のものの不眠症または病後の疲労衰弱のまだ回復しないものにみられる不眠。

〔応用例〕 不眠症。驚悸症。心悸亢進症。気鬱症。

越《えっ》婢《ぴ》加《か》朮《じゅつ》湯《とう》

〔目標〕 浮腫と尿利の減少があるが、皮膚にしまりがあって、浮腫は圧によってへこむけれども、すぐに元にもどる。血色もあまり悪くなく、脈も微弱でない。口渇を訴えるものがある。また浮腫が限局して局部にだけあるものにもよい。

〔応用例〕 急性腎炎または急性ネフローゼの初期にみられる浮腫。変形性膝関節症。関節リウマチ。リウマチ性紫斑病。結節性紅斑。眼瞼炎。フリクテン性結膜炎。翼状片。湿疹。

延《えん》年《ねん》半《はん》夏《げ》湯《とう》

〔目標〕 慢性の胃障害があり、左季肋下に抵抗、疼痛を証明し、左側の肩背が凝《こ》り、足が冷える。

左の腹直筋が緊張している。
〔応用例〕　慢性胃炎。胃下垂症。胃潰瘍。十二指腸潰瘍。肋間神経痛。胃酸過多症。肩こり。神経症。慢性膵臓《すいぞう》炎。

黄耆建中湯《おうぎけんちゅうとう》

〔目標〕　小建中湯《しょうけんちゅうとう》に黄耆を加えたものであるから、小建中湯を用いるような虚弱なからだで、疲れやすく、気力がなく、血色もすぐれないもの。多汗、盗汗《ねあせ》も目標となる。
〔応用例〕　虚弱児童の体質改善。病後・手術後の体力の回復。カリエス。寒性膿瘍。下腿潰瘍。痔瘻。るいれき。

黄連湯《おうれんとう》

〔目標〕　半夏瀉心湯《はんげしゃしんとう》の黄芩《おうごん》を桂枝《けいし》に代えたものであるから、半夏瀉心湯証に似ていて、腹痛のあるもの。心下がつかえて圧重感があり、食欲不振、悪心、嘔吐、腹痛、口臭などのあるものを目標とする。舌に厚い黄色の苔《こけ》のつくことがある。
〔応用例〕　胃炎。胃腸炎。

黄連阿膠湯《おうれんあきょうとう》

〔目標〕脈が沈んで小さいことが多く、皮膚にあぶらが少なく、乾く傾向がある。また煩熱、胸ぐるしさ、不眠などがある。黄連解毒湯や三黄瀉心湯《さんおうしゃしんとう》に似たところがあって、この二つの薬方が陽証を目標とするのに、本方は陰証が目標となる。

〔応用例〕老人または病後の患者の不眠。諸種の出血。下痢（粘血便を下すことがある）。皮膚病。

黄連解毒湯《おうれんげどくとう》

〔目標〕血色がよくて赤味を帯び、のぼせ気味で、気分がいらつき、興奮の傾向があって、安眠しない。からだは、緊《しま》りがよく、がっちりしている。冷え症ではない。

〔応用例〕吐血。喀血。衂血《じくけつ》。子宮出血。痔出血などの種々の出血または出血の傾向のあるもの。ただし、出血が長びいて貧血して蒼《あお》ざめているものには用いない。脳出血（後遺症で半身不随などのあるものには別の薬方を用いる）。脳充血。高血圧症。不眠症。神経症。血の道症。更年期障害。胃炎。胃潰瘍。黒皮症。肝斑（しみ）。酒皶鼻《しゅさ》。皮膚病。

乙字湯《おつじとう》

〔目標〕便秘ぎみで、痔が痛み、かゆみ、軽微の痔出血などのあるもの。
〔応用例〕痔核。

葛根湯《かっこんとう》

〔目標〕感冒などのように、急に熱の出た場合は、脈が浮《ふ》で力のある点、悪寒、発熱、頭痛などがあって、項部から背にかけてこわばって、しかも自然に汗が出ていないものを目標とし、その他の病気で熱のない場合も、筋肉の緊張、ことに項背部のこわばるもので脈に力のあるものを目標とする。

〔応用例〕感冒。インフルエンザ。鼻炎。アレルギー性鼻炎。副鼻腔炎（蓄膿症）。大腸炎。結膜炎。中耳炎。外耳炎。麦粒腫。フルンケル。腰痛。肩こり。リウマチ。

加味逍遥散《かみしょうようさん》

〔目標〕血の道症と呼ばれる婦人の神経症で、疲れやすく、気分がむらで落ちつかず、物事が気にかかり、頭重、頭痛、肩こり、めまい、不眠、のぼせ、足冷、月経異常、腰痛、便秘などがあって、いつも申し分の絶えないもの。
〔応用例〕　血の道症。月経不順。ヒステリー。湿疹。不妊症。慢性肝炎。軽い初期の肺結核。帯下。膀胱炎。

加味帰脾湯《かみきひとう》

〔目標〕　虚証の患者で、貧血、心悸亢進、健忘、不眠、出血の傾向があり、顔色蒼く、脈にも腹にも力がなく、気力の衰えたもの。
〔応用例〕　慢性の出血または出血傾向。再生不良性貧血。白血病およびそれに類似の疾患。老人性の健忘。バンチ症候群。不眠症。神経症。ヒステリー。月経不順。

瓜《か》（括）呂枳実湯《ろきじつとう》

〔目標〕　咳《せき》が出るが、痰《たん》がねばって切れにくく、そのために息苦しく感じたり、胸が痛むことがある。早朝または食後に咳が多くなるのも一つの目標になる。
〔応用例〕　気管支炎、特に慢性のもの。胸膜炎。喘息性気管支炎。気管支喘息。

甘《かん》草《ぞう》湯《とう》

〔目標〕　急迫症状のはげしいもの。

〔応用例〕　急性のはげしい咽喉痛。急性のはげしい咳。急迫性の腹痛。

甘草附子湯《かんぞうぶしとう》

〔目標〕　四肢の関節のはげしい疼痛。痛むところが腫れることが多く、高熱の出ることもある。高熱の出る時は、寒気《さむけ》がする。そのときは汗が流れるように出て、尿が減少する。

〔応用例〕　急性関節リウマチ。

甘草瀉心湯《かんぞうしゃしんとう》

〔目標〕　半夏瀉心湯の甘草の量を増したもので、半夏瀉心湯証に似て、急迫症状のあるもの。

〔応用例〕　胃腸炎で急迫症状のあるもの。はげしい下痢。不眠。口内炎。

甘麦大棗湯《かんばくだいそうとう》

〔目標〕　発作性の興奮、急迫性の痙攣《けいれん》がある患者で、理由なく悲しみ、些細なことに泣き、はなはだしいときは昏迷、狂躁、意識消失などのあるものを目標とする。また、しきりに欠伸（あくび）するものを目標にすることもある。

〔応用例〕　ヒステリー。舞踏病。チック病。乳児の夜泣き症。痙攣性の咳嗽。

甘《かん》露《ろ》飲《いん》

〔目標〕　口腔、舌、口唇などに慢性の腫物が生じ、あるいは潰瘍のあるもので、炎症のはげしくないもの。

〔応用例〕　歯肉炎。歯槽膿漏。口内炎。

芎帰膠艾湯《きゅうききょうがいとう》

〔目標〕　諸種の出血、特に下半身の出血がながく続いて貧血の傾向のあるもの。

〔応用例〕　痔出血。腎出血。子宮出血。腸出血。流産の傾向。

桂《けい》枝《し》湯《とう》

〔目標〕身体を温め、諸臓器の機能を高める作用があり、感冒のような熱のある病気に用いるときには、悪寒《おかん》または悪風《おふう》、発熱、頭痛があって、脈浮弱であるものを目標とする。この場合、汗が自然に滲《にじ》み出るような状態のものもあるが、汗の出ていないものにも用いてよい。熱のない一般雑病に用いるときには、悪風や悪寒はないが、脈は弱である。

〔応用例〕感冒。頭痛。寒冷による腹痛。

桂《けい》枝《し》加《か》芍《しゃく》薬《やく》湯《とう》

〔目標〕桂枝湯中の芍薬を増量したもの。冷え症で、腹満、腹痛があり、冷えると、この症状がひどくなり、下痢や嘔吐の伴うこともある。腹直筋の緊張して腹表に浮かんで触れるもの。

〔応用例〕大腸炎。直腸炎。慢性腹膜炎。

桂《けい》枝《し》加《か》附《ぶ》子《し》湯《とう》

〔目標〕桂枝湯に附子《ぶし》を加えたもので、太陽病で少陰の証を兼ねたものに用いる。この方は元来、桂枝湯証のものが誤って発汗し、汗がもれて止まず、そのために体液の損亡が大きく、患者は悪寒をおぼえ、尿は淋瀝《りんれき》（しぶり気味）して快通せず、四肢がかすかにひきつれるものを目標に用いる。この方に、朮《じゅつ》、茯苓《ぶくりょう》を加え、桂枝加苓朮附湯《けいしかりょうじゅつぶとう》として、冷え症で手足が痛んだり、しびれたりするものに用いる。

〔応用例〕　神経痛。リウマチ。冷え症の腹痛。半身不随。小児麻痺。

桂枝加竜骨牡蠣湯《けいしかりゅうこつぼれいとう》

〔目標〕　体格はあまり頑丈でなくて、神経質で、疲れやすくて興奮しやすく、のぼせたり足が冷えたり、臍《さい》部で動悸がしたり、尿が近かったりするもの。脈は大きくて弾力のないものが多い。また外陰部が冷えるもの。頭髪の抜けるものもある。

〔応用例〕　神経症。陰萎。早漏。精力減退。遺尿。夢精。

桂枝茯苓丸《けいしぶくりょうがん》

〔目標〕　瘀血による諸症を目標にして用いる。そのときには、下腹部に抵抗のある部位をみとめ、その部位に圧痛があることを確かめる。このような患者の腹部は一般に弾力に富んで緊張のあるものが多く、貧血の傾向はなく、軟弱無力のものは少ない。

〔応用例〕月経不順。月経困難症。打撲症。蕁麻疹。湿疹。痔核。子宮筋腫。不妊症。虫垂炎。卵巣炎。卵管炎。尿路結石。神経痛。

呉《ご》茱《しゅ》萸《ゆ》湯《とう》

〔目標〕発作性のはげしい頭痛があり、それに嘔吐を伴うことがあるもの。そのさい下肢が冷え、心下部がつかえて張り気味となり、項部の筋肉が緊張する。片頭痛のさいには、痛む側の項部の筋肉が硬くなる。また頭痛がなくて頑固な嘔吐や吃逆（しゃっくり）のくることもある。

〔応用例〕片頭痛。常習頭痛。吃逆。

五《ご》苓《れい》散《さん》

〔目標〕口渇があって、水を飲むのに尿量の少ないもの。そのさい嘔吐を伴ったり下痢したりすることもある。

〔応用例〕乳幼児の感冒。消化不良。自家中毒症。二日酔《ふつかよ》い。片頭痛。三叉神経痛。小児ストロフルス。クインケ浮腫。腎炎。ネフローゼ。心臓疾患。急性胃腸炎。

柴胡《さいこ》加竜《かりゅう》骨《こつ》牡《ぼ》蠣《れい》湯《とう》

〔目標〕　大柴胡湯《だいさいことう》や小柴胡湯《しょうさいことう》に似た腹証をしていて、胸脇苦満と上腹部の膨満があり、臍部で動悸の亢進していることがある。このような腹証で、神経過敏、興奮、不眠、はなはだしいときは精神の錯乱、痙攣《けいれん》などを起こすものを目標とする。また動悸、息切れを訴えるものもある。

〔応用例〕　神経症。不眠症。高血圧症。心臓弁膜症。動脈硬化症。癲癇《てんかん》。ヒステリー。神経性心悸亢進症。脳出血後遺症。陰萎。バセドー病。

柴胡《さいこ》桂枝《けいし》乾姜《かんきょう》湯《とう》

〔目標〕　柴胡加竜骨牡蠣湯証に似ていて、それより一段と虚証になったものを目標とする。そこで体力が弱く、血色もすぐれず、心悸亢進、息切れ、口乾などがあり、脈にも腹にも力がなく、腹部で動悸が亢進し、心下部で振水音を証明することもある。

〔応用例〕　血の道症。神経症。感冒のこじれたもの。肺炎。肺結核。胸膜炎。心悸亢進症。

柴胡桂枝湯《さいこけいしとう》

〔目標〕　小柴胡湯と桂枝湯との合方とみなすべきもので、傷寒によって代表される熱のある病気に用いるときには、小柴胡湯証で悪風、悪寒、体痛などの表証の残っているものを目標とする。その他の一般雑病に用いるときには、胸脇苦満があって腹直筋が攣急《れんきゅう》しているものを目標とする。また相見三郎博士の発明によって、この方中の芍薬を増量（一日量5〜6g）して、ストレスによって発病する諸病にも用いる。

〔応用例〕　感冒。インフルエンザ。胃炎。胃潰瘍。十二指腸潰瘍。気管支喘息。癲癇。夜尿症。胆嚢炎。胆石症。神経症。

三黄瀉心湯《さんおうしゃしんとう》

〔目標〕　のぼせ、顔面潮紅、気分の不安定などがあって、便秘の傾向があり、脈に力のあるものに用いる。腹診すると、胸脇苦満や腹直筋の攣急はなく、心下につかえる気分があっても、表面の筋肉は緊張していないことが多い。しかし軟弱無力の腹ではなく、弾力と底力がある。

〔応用例〕　脳充血。脳出血。喀血。吐血。衂血《じくけつ》（鼻血）。子宮出血。痔出血。高血圧症。神経症。不眠。胃潰瘍。胃炎。血の道症。更年期障害。皮膚病。眼病。癲癇。精神分裂症。火傷。

三物黄芩湯《さんもつおうごんとう》

〔目標〕　四肢の煩熱を目標とする。四肢に煩熱があると、患者は手足に気もちのわるい熱感を覚えて、蒲団《ふとん》から外に出して冷たいものに触れるのを好む。漢方では、このような状態を血熱《けつねつ》と呼んでいる。

〔応用例〕　産褥熱。肺結核。不眠症。汗疱状白癬。膿疱症。湿疹。口内炎。

滋陰降火湯《じいんこうかとう》

〔目標〕　体液が枯渇して、皮膚、粘膜が滋潤《じじゅん》を失い、口渇、口乾、動悸、息切れ、不眠などのあるもの。

〔応用例〕　動脈硬化症。高血圧症。バセドー病。腎結核。腎盂《じんう》炎。糖尿病。夢精。肺結核。気管支炎。

四逆湯《しぎゃくとう》

〔目標〕　この方は新陳代謝が極度に沈衰している場合に用い、その機能を振興する効があり、その目標に二つの型がある。一つは、四肢厥冷《けつれい》、悪寒、顔色蒼白、下痢、嘔吐、腹痛などがあって、脈沈《ちん》微《び》または遅弱《ちじゃく》である。もう一つは、裏寒外熱のもので、顔面潮紅を呈し、からだの表面に熱感があって、脈沈遅弱となる。この場合は太陽病の桂枝湯症と誤診することがある。

〔応用例〕　諸種の急性熱病。急性吐瀉病。虫垂炎。疫痢《えきり》。

四《し》君《くん》子《し》湯《とう》

〔目標〕　気力が衰え、貧血の傾向があって、胃腸の弱いもの。腹にも脈にも力がなく、手足がだるく、言語にも力がない。

〔応用例〕　胃下垂症。胃アトニー症。胃潰瘍。胃癌。

四《し》物《もつ》湯《とう》

〔目標〕　男子にも用いられるが、特に婦人に用いることが多く、産婦人科系の病気があって、貧血し、からだが衰えて艶《つや》がないもの。

〔応用例〕　産前産後の諸病。月経不順。血の道症。不妊症。凍傷。進行性指掌角皮症。更年期障害。高血圧症。腎炎。子宮出血。

炙《しゃ》甘《かん》草《ぞう》湯《とう》

〔目標〕 動悸の亢進、息切れがあって、体力の衰えたもの。また同時に脈の結滞するものにも用いる。復脈湯の別名もある。

〔応用例〕 バセドー病。心臓病。神経性心悸亢進。高血圧症。

十《じゅう》全《ぜん》大《だい》補《ほ》湯《とう》

〔目標〕 全身衰弱。気力、体力ともに衰え、貧血の傾向あるもの。または平素は頑丈であっても、無理をかさねて一時的ではあるが、気力、体力ともに衰えたもの。

〔応用例〕 大病後の衰弱。手術後。産後。カリエス。寒性膿瘍。子宮脱。小児麻痺。痔瘻《じろう》。るいれき。諸種の貧血病。

小《しょう》建《けん》中《ちゅう》湯《とう》

〔目標〕 平素から身体虚弱の者で疲労しやすいもの、または平素は頑丈であった者が無理をかさねて、ひどく疲労しているようなもの。腹証には二つの型があり、腹壁が薄くて腹直筋が腹表に浮かんで緊張しているものと、腹部が軟弱無力で、腸の蠕動《ぜんどう》が亢進して腹壁を透して望見できるものとがある。後者の場合は大建中湯の腹証に似ている。症状としては、腹痛を主訴とするものと、心悸亢進、盗汗、衂血、夢精、手足の煩熱、四肢の倦怠疼痛感、口乾、小便自利などがある。

〔応用例〕　虚弱児の体質改善。夜尿症。鼠径ヘルニア。夜啼症。胃炎。小児の感冒・麻疹・肺炎などの経過中に急に腹痛を訴えるもの。脊椎カリエス。慢性腹膜炎。神経症。胃下垂症。喘息。紫斑病。フリクテン性結膜炎。眼底出血。

小《しょう》柴《さい》胡《こ》湯《とう》

〔目標〕　熱のあるものに用いるさいには、少陽病の熱型である往来寒熱または身熱があって、胸脇苦満のあるものを目標とする。ときに口苦、舌の白苔、咽喉乾燥、食欲不振、心煩、悪心、嘔吐などを訴える。熱のない一般雑病に用いる場合には、胸脇苦満を目標にする。

〔応用例〕　諸種の熱病。感冒。流感。扁桃炎。咽喉炎。耳下腺炎。肺炎。胸膜炎。気管支炎。肺結核。リンパ腺結核。肝炎。胃腸炎。

小青竜湯《しょうせいりゅうとう》

〔目標〕平素から水毒のある体質の人が、外来の刺激で、咳《せき》をしたり、喘鳴を起こしたり、くしゃみをしたり、水様の鼻汁を流したりするもの。

〔応用例〕気管支喘息。喘息性気管支炎。気管支炎。アレルギー性鼻炎。肺炎。胸膜炎。関節炎。結膜炎。ネフローゼ・腎炎の急性期初期の浮腫。

真武湯《しんぶとう》

〔目標〕元の名は玄武湯。新陳代謝が沈衰しているために水毒が胃腸に滞留して、あるいは腹痛、下痢をきたし、あるいはめまい、心悸亢進などの症状を呈するものを治する。一般に腹部は軟弱で、脈は沈微または遅、小遅、浮弱遅などで、倦怠疲労がひどく、手足が冷えやすく、生気に乏しいものを目標とする。

〔応用例〕内臓下垂症。低血圧症。胃腸弛緩症。慢性胃腸炎。慢性下痢。慢性腎炎。蕁麻疹。湿疹。運動麻痺および知覚麻痺。

大黄牡丹皮湯《だいおうぼたんぴとう》

〔目標〕 瘀血《おけつ》を目標にして用いる薬方で、下腹部、ことに右下腹で抵抗と圧痛を証明し、便秘するものに用いる。

〔応用例〕 虫垂炎。肛門周囲炎。結腸炎。直腸炎。赤痢。痔疾。子宮およびその付属器の炎症。骨盤腹膜炎。淋疾。淋毒性副睾丸炎。腎盂炎。尿路結石。

大建中湯《だいけんちゅうとう》

〔目標〕 二つの型がある。一つは腹部が軟弱無力で弛緩し、水とガスが停滞しやすく、腸の蠕動不安を腹壁を透して見ることができ、蠕動のはげしいときは腹痛を訴え、嘔吐することもある。いま一つの型は、腹壁が全般的に緊満状となり、ガスの充満がはなはだしく、腸の蠕動は望見できないが、腹痛を訴える。冷え症で、脈は弱い。

〔応用例〕 腸管蠕動不穏症。腸管狭窄(ことに癒着に原因するもの)。腸弛緩症。尿路結石。ダグラス窩膿瘍。虫垂炎。限局性腹膜炎。回虫による腹痛。

大《だい》柴《さい》胡《こ》湯《とう》

〔目標〕　胸脇苦満と心下部のつまった感じがあって、便秘の傾向のある肥満型のものを目標とする。小柴胡湯の実証になったものである。

〔応用例〕　高血圧症。胆嚢炎。胆石症。肝炎。胃炎。喘息。肥胖(満)症。常習便秘。

大《だい》承《じょう》気《き》湯《とう》

〔目標〕　陽明病を代表する薬方で、傷寒によって代表される熱病に用いるときには、潮熱、腹満、便秘、譫語《せんご》(うわごと)などがあって、脈に力があり沈遅《ちんち》のものを目標とし、一般の雑病に用いるときには、腹部に弾力があって、腹満、便秘の傾向があって、脈に力のあるものを目標とし、大柴胡湯証のような胸脇苦満はない。

〔応用例〕　肥胖症。高血圧症。精神病。常習便秘。破傷風。食傷。

托《たく》裏《り》消《しょう》毒《どく》飲《いん》

〔目標〕　亜急性または慢性の経過をとる化膿性の腫物で、炎症症状のはげしくない、疼痛のひどくないもの。自潰もせず吸収もせずに長びくものに用いる。

〔応用例〕リンパ腺炎で化膿しているもの。肛門周囲炎。皮下膿瘍。乳腺炎。

竹茹温胆湯《ちくじょうんたんとう》

〔目標〕病後、体力がはかばかしく回復せず、または夜間、咳《せき》と痰《たん》が多くて安眠しないもの。

〔応用例〕感冒、インフルエンザなどのこじれたもの。肺炎の回復期。気管支炎。

竹葉石膏湯《ちくようせっこうとう》

〔目標〕麦門冬湯《ばくもんどうとう》証に似ていて、体力が衰え、皮膚・粘膜が枯燥して滋潤に乏しく、口舌が乾燥して、口渇のあるもの。

〔応用例〕肺炎。麻疹。インフルエンザなどの回復期で、熱が残り、咳嗽、口渇、多汗、盗汗などのあるもの。肺結核。糖尿病。

釣《ちょう》藤《とう》散《さん》

〔目標〕　慢性に経過する頭痛、眩暈《げんうん》（めまい）、肩こりなどがあって、神経質のもの。

〔応用例〕　脳動脈硬化症。高血圧症。神経症。常習頭痛。更年期障害。メニエール症候群。

猪《ちょ》苓《れい》湯《とう》

〔目標〕　尿が淋瀝《りんれき》（垂れおちる）して快通せず、排尿痛、残尿感、尿利の減少、口渇などを目標とする。

〔応用例〕　膀胱炎。尿道炎。淋疾。尿路結石。腎盂炎。腎炎。不眠症。

桃核承気湯《とうかくじょうきとう》

〔目標〕　瘀血の証を目標とし、桂枝茯苓丸証に似て、それよりも急迫性の症状があり、便秘の傾向があり、腹診によって小腹急結の証状をみとめるもの。

〔応用例〕　婦人に用いることが多く、月経困難症。月経不順よりくる諸種の症状。月経時または産後に錯乱状態となるもの。胎盤残留して下血のやまないもの。蜘蛛《くも》膜下出血。痔核。前立腺炎。打撲による皮下または粘膜下の出血。眼疾。歯痛。尿道狭窄。骨盤腹膜炎。

当帰建中湯《とうきけんちゅうとう》

〔目標〕　主として婦人科系の疾患に用い、下腹から腰にかけて引きつるように痛み、貧血ぎみで、冷え症のもの。

〔応用例〕　月経困難症。骨盤腹膜炎。子宮付属器炎。子宮筋腫。

当帰四逆加呉茱萸生姜湯《とうきしぎゃくかごしゅゆしょうきょうとう》

〔目標〕　冷え症。または慢性の疼痛性の疾患があって、その疼痛は冷えると増悪し、主として下腹が痛み、それに、腰痛、背痛、頭痛、四肢痛を伴うものがある。腹部は一体に虚満の状を呈し、腹直筋は緊張し、腹診によって腹壁に抵抗を感じるが、弾力に乏しく、ガスが充満しやすい。

〔応用例〕　冷え症。凍傷。腸の疝痛。坐骨神経痛。椎間板ヘルニアによる腰痛。慢性腹膜炎。子宮脱。開腹術後の癒着からくる腹痛その他の疼痛。冷感症。陰萎。常習頭痛。

当帰芍薬散《とうきしゃくやくさん》

〔目標〕 男女老若を問わず、冷え症で、貧血の傾向があり、筋肉は一体に軟弱で、女性的であり、疲労しやすく、腹痛のある場合は、下腹部に起こり、それが腰部や心下に波及することがあるが、腹痛がなくても用いる。また頭重、めまい、肩こりなどを訴えることもある。

〔応用例〕 妊娠中の諸種の障害(浮腫、習慣性流産、早期破水、痔疾、腹痛、膀胱炎)。月経不順。月経困難症。腎炎。軽症の心臓弁膜症。凍傷。

人参湯《にんじんとう》

〔目標〕 裏の寒《かん》を温める作用があり、胃腸が虚弱で、血色がすぐれず、生気がなく、舌には苔がなくて湿《しめ》り、尿は稀薄で量が多く、手足は冷えやすく、薄《うす》い唾液が口にたまる傾向があり、大便は軟《やわ》らかくて、下痢しやすい。嘔吐、めまい、胃痛を訴えることもある。

腹証には二つの型がある。一つは、腹部が一体に軟弱無力で、振水音を証明するものであり、もう一つは、腹壁が菲薄《ひはく》で堅《かた》く、ベニヤ板のように触れるものである。

〔応用例〕 胃下垂症。胃アトニー症。胃腸炎。胃潰瘍。悪阻。小児自家中毒症。肋膜神経痛。

麦門冬湯《ばくもんどうとう》

〔目標〕　大病後、あるいは慢性諸病、老人、虚弱者などで、皮膚、粘膜に枯燥の気味があって、上逆し、咽喉不利のあるものを治する。咳はこみあげるようで痰の切れにくい点に注目。

〔応用例〕　咽喉炎。喉頭炎。気管支喘息。気管支炎。百日咳。肺結核。糖尿病。妊娠咳。

八味丸《はちみがん》

〔目標〕　腎気丸《じんきがん》という別名があるように、腎の機能の衰微を目標とする。漢方で腎と呼ぶ場合は生殖器をも含んでいる。そこで、下半身の疲労脱力、多尿、頻尿、尿利減少、尿の淋瀝《りんれき》、腰痛、手足の煩熱または厥冷《けつれい》、口渇、口乾などを目標とする。食欲不振、下痢、悪心、嘔吐などのあるものには用いないほうが安全である。

腹証には二つの型がある。一つは、下腹、ことに正中線に沿って陥没して、脱力のもの、または正中芯のあるもの。もう一つは、腹直筋が恥骨の付近で硬く緊張していて、小腹拘急の証状を呈しているもの。

〔応用例〕　膀胱炎。前立腺肥大。腎炎。腎硬化症。高血圧症。間歇性跛行症。糖尿病。脳出血。陰萎。尿崩症。腰痛。坐骨神経痛。尿閉。尿失禁。遺尿症。帯下。白内障。耳鳴。

半夏厚朴湯《はんげこうぼくとう》

〔目標〕 代表的な気剤で、気の鬱滞《うったい》を散じて、気分を明るくする効があり、咽喉《のど》がふさがる感じ、または球状のものが咽喉にひっかかっている感じがあって、それが気になるものは、この方を用いる目標となる。

〔応用例〕 不安神経症。血の道症。気管支喘息。食道痙攣《けいれん》。気管支炎。百日咳。妊娠悪阻。胃炎。胃アトニー症。食道憩室。

半夏瀉心湯《はんげしゃしんとう》

〔目標〕 心下痞硬、悪心、嘔吐、食欲不振を目標とし、腹中雷鳴、下痢のものに用いる。舌に白苔のあるものもある。

もし噯気《あいき》(げっぷ)、食臭のあるものには生姜瀉心湯《しょうきょうしゃしんとう》を用い、急迫症状のあるものには、甘草瀉心湯を用いる。

〔応用例〕 胃腸炎。胃潰瘍。胃下垂症。醱酵《はっこう》性下痢。胃酸過多症。胃拡張。口内炎。神経症。不眠症。夢遊病。

半《はん》夏《げ》白《びゃく》朮《じゅつ》天《てん》麻《ま》湯《とう》

〔目標〕　平素から胃腸が弱く、アトニー（弛緩、無力症）の傾向のあるもので、下肢の厥冷《けつれい》、めまい、頭痛、悪心などを主訴とするもの。また食後に手足の倦怠と睡気《ねむけ》を訴えるものも、この方を用いる目標となる。

〔応用例〕　胃アトニー症。胃下垂症。常習頭痛。メニエール症候群。

防《ぼう》已《い》黄《おう》耆《ぎ》湯《とう》

〔目標〕　表が虚して、体表に水毒の多いものを目標とし、一般に水ぶとりと称する体質で、疲れやすく、夏は汗が多い。また下肢に浮腫が多く、痛んだり、だるかったりする。

〔応用例〕　変形性膝関節症。多汗症。肥胖症。下腿潰瘍。結節性紅斑。月経不順。

補《ほ》中《ちゅう》益《えっ》気《き》湯《とう》

〔目標〕　脈、腹ともに力がなく、疲れやすく、手足倦怠、食欲不振、盗汗、食後の嗜眠《しみん》などを目標とする。

〔応用例〕虚弱者の感冒のこじれ。病勢のはげしくない肺結核。胸膜炎。腹膜炎。夏やせ。大病後の衰弱。脱肛。

抑《よく》肝《かん》散《さん》

〔目標〕俗に癇《かん》が強いというものを目標とし、元来は小児の痙攣発作を治する目的で作られた薬方であるが、大人の神経過敏、不眠などにも用いる。

腹証上では、左の腹直筋の拘攣《こうれん》を目標にするという説もあるが、あまりこれにかかわらないでよい。もし腹筋が軟弱無力で、腹部大動脈の動悸がひどいときは抑肝散加陳皮半夏《かちんぴはんげ》とする。

〔応用例〕神経症。ヒステリー。小児の夜啼症。不眠症。更年期障害。血の道症。小児麻輝。佝僂《くる》病。チック病。脳出血後遺症。神経性斜頸。

六《りっ》君《くん》子《し》湯《とう》

〔目標〕胃腸が虚弱で、心下で振水音を証明し、心下のつかえ、食欲不振、疲労倦怠、貧血、手足厥冷《けつれい》などを訴え、脈、腹ともに力のないもの。

〔応用例〕慢性胃腸炎。胃下垂症。胃アトニー症。慢性腹膜炎。悪阻。神経症。胃癌。胃潰瘍。食欲不振。

苓甘姜味辛夏仁湯《りょうかんきょうみしんげにんとう》

〔目標〕　小青竜湯の証に似ていて、貧血の傾向があり、脈弱く、手足冷えやすく、息切れ、喘鳴などのあるもの。

〔応用例〕　慢性気管支炎。気管支喘息。肺気腫。心臓弁膜症。

苓桂甘棗湯《りょうけいかんそうとう》

〔目標〕　奔豚《ほんとん》症を目標にする。奔豚症とは今日のヒステリー性の心悸亢進に相当するもので、発作性で下腹部から胸に突き上げてくる激しい動悸を訴え、呼吸がとまりそうに覚《おぼ》え、ときには人事不省になることもある。また発作時に激しい腹痛を訴えることもある。

〔応用例〕　ヒステリー発作。小児自家中毒症。神経性心悸亢進症。子宮痙攣《けいれん》。胃痙攣。

苓桂朮甘湯《りょうけいじゅつかんとう》

〔目標〕　心下に水とガスが停留して膨満し、めまい、動悸、頭痛、身体動揺感などのあるもの。

〔応用例〕　神経症。胃下垂症。胃アトニー症。心臓弁膜症。眼疾。メニエール症候群。

病状別治療

〔1〕ここでは、日常ありふれた病気を挙げて、それに用いる薬方とその薬方の目標を挙げたが、読者が取捨選持に迷うのを避けるために、薬方の数を精選した。
〔2〕すでに述べたように、漢方の治療は、病名だけで薬方をきめるのでなく、「証」に従って治療をするのであるから、この章に出ている薬方は、これらの病気に比較的多く用いるものという意味にすぎない。
〔3〕治療にあたっては、ここに挙げた薬方にこだわる必要はないから、診断の章と薬方解説の章とを読んで、各自それぞれ工夫して「証」を選択することが望ましい。

感冒

感冒のような病気でも、漢方では、患者の体質の強弱、病状の相違などによって、数種の薬方を選択して用い、薬によって副作用を起こしたり、こじれて合併症を起こしたりすることのないように、慎重な態度で臨む。

〔葛根湯《かっこんとう》〕　感冒の初めによく用いられるもので、寒気《さむけ》がして、熱が出て、頭痛、頸《くび》すじ、肩などが強《こわ》ばるものに用いる。脈は浮《ふ》にして力があり、数《さく》の傾向がある。胃腸のひどく弱い人には用いない方がよい。

〔麻黄湯《まおうとう》〕　これも感冒の初めに用いるもので、寒気、熱、頭痛、関節や筋肉の痛みがあり、咳《せき》が出たり、鼻がつまり、汗が自然に出ないのを目標とする。脈は浮緊《ふきん》である。

〔桂枝湯《けいしとう》〕　これも感冒の初めに用いるものであるが、前の二つの薬方を用いる場合とちがって、胃腸があまり頑丈でなく、麻黄《まおう》の入った薬方を用いると、食欲が減退したり、悪心が起こったり、ひどく脱力したりするものによい。この薬方を用いる患者の脈は、浮弱《ふじゃく》で、発汗剤を用いないのに、寒気、頭痛、熱などがあって、自然に汗の出る傾向がある。

〔麻黄細辛附子湯《まおうさいしんぶしとう》〕　以上の三つの薬方は太陽病の病症に用いるが、この方は少陰病の感冒の初期に用いる。

体温は上昇しているのに、熱感が少なく、悪寒《おかん》がはげしく、患者はひどく寒《さむ》がり、脈が沈細《ちんさい》または沈遅《ちんち》のものを目標とする。頭痛を訴えるのに、氷嚢を当てるのを嫌がる傾向がある。

〔香蘇散《こうそさん》〕　平素から気の沈みがちの人、または胃腸が弱くて、葛根湯や桂枝湯などが胃にもたれて気もちが悪いという患者を目標とする。

〔小柴胡湯《しょうさいことう》〕　感冒にかかって、数日を経過し、悪寒がなくなり、口が粘《ねば》り、または苦《にが》くなり、舌に白苔がつき、食欲が減退したもの。脈は浮から弦細《げんさい》になることが多い。

〔竹茹温胆湯《ちくじょうんたんとう》〕かぜがいつまでもぬけきらず、痰《たん》の出る咳がつづき、夜は夢を見て安眠ができず、仕事が手につかず、ぶらりとしているようなものに用いる。

気管支炎

〔小青竜湯《しょうせいりゅうとう》〕咳が頻発し、喘鳴を伴うこともあり、呼吸が苦しく、泡のような痰の出るもの。

〔柴陥湯《さいかんとう》〕これは小柴胡湯に瓜呂実《かろじつ》と黄連《おうれん》の入ったもので、痰の切れにくい強い咳が出て、咳のたびに胸や腹にひびいて痛むもの。

〔麻杏甘石湯《まきょうかんせきとう》〕乳幼児で感冒にかかるたびに喘息性気管支炎の状態で、喘鳴、呼吸促迫を起こして苦しむものによい。

〔苓甘姜味辛夏仁湯《りょうかんきょうみしんげにんとう》〕慢性のもので、体力、気力ともに弱く、喘鳴、呼吸促迫の気味のあるもの。血色すぐれず、腹にも脈にも力がない。

〔瓜呂枳実湯《かろきじつとう》〕慢性気管支炎で、痰が切れにくく、早朝または食後に咳が多く出る傾向があり、軽い呼吸困難を伴うこともある。筋肉の緊張はよいが、皮膚は光沢がない。

〔麦門冬湯《ばくもんどうとう》〕急性気管支炎が長引いて、急性から慢性化し、せきこむような強い咳が発作的にくるもの。咽《のど》の奥が乾燥して、痰がからんで切れないので、顔を赤くしてせきこみ、ときには吐きそうになり、声の嗄《か》れるものもある。

〔**滋陰降火湯**《じいんこうかとう》〕　慢性のもので、夜に入ってから強い乾性の咳が出るもの。老人に多くみられる。

気管支喘息

気管支喘息には、これに罹《かか》りやすい体質があるから、治療にあたっては、この体質の改善を考慮に入れることが望ましい。

〔**小青竜湯**《しょうせいりゅうとう》〕　発作の起こる前兆として、しきりに、くしゃみをして水様の鼻汁を流し、だんだん呼吸が苦しくなるもの。腹直筋は緊張しているものが多い。

〔**大柴胡湯合半夏厚朴湯**《だいさいことうごうはんげこうぼくとう》〕　胸脇苦満《きょうきょうくまん》があって、上腹部が膨満して抵抗が強く、肥満型の体格で、便秘の傾向があり、口渇を訴える。このような患者は、発作時は苦悶が激しく、小青竜湯などでは、かえってよくない。

〔**小柴胡湯合半夏厚朴湯**《しょうさいことうごうはんげこうぼくとう》〕　患者は痩《や》せ型で、胸脇苦満も、上腹部の膨満も抵抗も、大柴胡湯の場合より軽微である。不安神経症の傾向のある患者には、この方の効くものが多い。

〔**麻杏甘石湯**《まきょうかんせきとう》〕　乳幼児の喘息に用いる機会があり、胃腸は丈夫で食は進むが、かぜをひきやすく、多汗の傾向がある。

〔**苓甘姜味辛夏仁湯**《りょうかんきょうみしんげにんとう》〕　喘息に肺気腫を続発し、気力、体力ともに衰えているものに用いる機会がある。脈は沈小《ちんしょう》あるいは微弱《びじゃく》で、冷え症で、血色が悪く、喘息の発作以外でも、急いで歩いたり、坂道を上ったりすると、息切れがする。

肺結核

この頃、肺結核で漢方の治療を受ける患者は、昔とちがって、慢性化した俗にいうこじれたものが多くなった。手術後に体力の回復しないもの、これ以上の化学療法をつづけることのできないもの、などが対象となってきた。

〔小柴胡湯《しょうさいことう》〕　初期の軽症で、倦怠感があり、食欲がない、ときに軽微の体温上昇のある程度のもの。また幼児でツベルクリン反応が陽転した場合、発病を予防する目的で用いる。またパス（パラアミノサリチル酸）などの使用で胃腸障害を起こすものに、副作用の軽減を目標として用いる。

〔補中益気湯《ほちゅうえっきとう》〕　慢性の経過をとり、気力がなく、だるくて疲れやすく、食事に味がなくて、食が進まず、盗汗《ねあせ》が出たりするが、体温はあまり上がらず、咳もあまり出ないものに用いる。婦人患者に特に効がある。

〔六君子湯《りっくんしとう》〕　呼吸器からの症状よりも消化器の方からの訴えが主となるものによい。平素から胃の弱いもの、胸部の手術後、胃腸の状態が思わしくないもの、化学療法で肺の方はよくなったが、食欲不振、心下痞《しんかひ》、疲労倦怠などのあるものによい。

〔真武湯《しんぶとう》〕　胸部からの訴えが少なく、下痢しやすく、腹部にガスが溜り、冷え症で、脈、腹ともに力のないもの。

高血圧症

漢方では、単に血圧を下げることだけを目的にした治療法はない。血圧が高いということは、危険信号ではあっても、危険そのものではないから、治療はいつも、病んでいる個人を相手にして、個人差によって、治療法を変えて、その全身の調和を図《はか》ることを主眼とする。

〔**大柴胡湯**《だいさいことう》〕 肥満型の体質で肉のしまりがよく、便秘の傾向があり、胸脇苦満、心下痞硬《しんかひこう》のものを目標とする。これを連用していると、胸脇苦満が軽減し、血圧も安定する。

〔**七物降下湯**《しちもつこうかとう》〕 高血圧症が慢性化し、最低血圧が高く、腎硬化症の気味のあるものによい。(「漢方治療とはどういうものか」の七物降下湯の項を参照)

〔**釣藤散**《ちょうとうさん》〕 早朝の頭痛、耳鳴、気分の鬱塞《うっそく》、記憶力の減退などを目標に、脳動脈硬化のあるものによい。

〔**黄連解毒湯**《おうれんげどくとう》〕 上気して顔が赤く、のぼせ症で、気分がいらいらして落ちつかず、衄血《じくけつ》(鼻血)が出たり、眼底出血を起こしたりするもの、または頭痛、めまい、耳鳴、不眠のあるもの。

〔**柴胡加竜骨牡蠣湯**《さいこかりゅうこつぼれいとう》〕 胸脇苦満があって、上腹部が膨満し、動悸、めまい、不眠などを訴え、神経過敏で、興奮しやすく、感情のたかぶる傾向のもの。

〔八味丸《はちみがん》〕　腎硬化症や慢性腎炎のあるもの、間歇性跛行《はこう》症のあるもの。夜間の多尿、口渇、手足の煩《はん》熱《ねつ》、腰以下の脱力感、腰痛、下肢の浮腫などを目標とする。

〔防風通聖散《ぼうふうつうしょうさん》〕　肥満体で体力の充実したものに用いる。腹部は膨満して、便秘する。

〔半夏白朮天麻湯《はんげびゃくじゅつてんまとう》〕　胃腸が弱く、気力に乏しく、血色すぐれず、冷え症で、心下部で振水音を証明し、頭痛、めまい、悪心《おしん》などのあるもの。

心臓弁膜症

〔木防已湯《もくぼういとう》〕　心不全の徴候のあるときに、しばしば用いられるもので、心下痞堅《しんかひけん》（肝の肥大を証明することがある）、チアノーゼ、浮腫、喘咳、呼吸促迫、尿利減少のあるものを目標とする。病状が進行している場合には、これにジギタリス葉末0.1gを一日量として兼用するとよい。私は、これで重症のものを救ったことがたびたびある。全治しないにしても、これで軽快し、あるいは天寿を全《まっと》うするものがある。

〔炙甘草湯《しゃかんぞうとう》〕　動悸、息切れ、脈の結滞を目標とする。臍部で動悸の亢進がみられる。

〔変製心気飲《へんせいしんきいん》〕　尿の不利と浮腫があり、動悸、息切れを訴え、頭重、気分の鬱塞《うっそく》などのあるものに用いる。木防已湯で効のないものに用いてみるとよい。

心臓神経症（心臓血管神経症）

他覚的な所見は軽微であるのに、愁訴が多く、不安感を伴う。患者は心悸亢進、呼吸困難、心臓部の疼痛などを訴え、わずかの期外収縮を気にして、不安焦燥を訴える。

〔**半夏厚朴湯**《はんげこうぼくとう》〕　胸が圧迫されて息がつまるように感じ、発作性に心悸亢進がきて、死ぬのではないかという不安を訴えるものを目標にする。咽《のど》に何かつまっていると訴えるものもある。

〔**柴胡加竜骨牡蠣湯**《さいこかりゅうこつぼれいとう》〕　胸脇苦満と心下部膨満のある患者で、神経過敏で、発作性に心悸亢進を訴え、呼吸促迫と胸痛のあるものに用いる。

〔**当帰湯**《とうきとう》〕　狭心症様の症状を呈し、胸がしめつけられるように痛み、その痛みが背に徹《とお》るものに用いる。この場合、腹から左脇部に何ものかが突き上がるように感じ、呼吸が苦しく、腹、胸、背などに冷感を訴える傾向がある。上腹部は膨満しているが、軟弱で強い抵抗がなく、ガスの充満をみとめる。

〔**奔豚湯**《ほんとうとう》〕　古人が奔豚と呼んだ病気は今日のヒステリー性の心悸亢進や心臓神経症にあたるので、発作的に下腹部から何ものかが突き上がるように感じ、心悸亢進、胸背痛、呼吸困難などのあるものによい。

胃炎

〔半夏瀉心湯《はんげしゃしんとう》〕　急性のもの、慢性のもの、共に用いる。心下痞硬《しんかひこう》と食欲不振を目標とする。また軽度の胃痛や悪心、嘔吐のあるものにも用いる。

〔生姜瀉心湯《しょうきょうしゃしんとう》〕　半夏瀉心湯証にして、噯気《あいき》（げっぷ）があり、ことに噯気が食物の臭気をともなっているようなものに用いる。

〔清熱解鬱湯《せいねつげうつとう》〕　慢性胃炎で痛みを主訴とするものに用いる。『衆方規矩』に、本方は「心痛は即ち胃脘痛なり、多く気鬱し、且《か》つ久しく蘊積《うんしゃく》するによりて、熱となりて痛みをなすを治《ち》す」とあって、いろいろと気を使ったために胃を悪くして胃痛を訴えるものを治するのであるが、ここに注意しなければならないのは、「熱となりて」の語である。この「熱となる」の語によって、漢方でいう「熱状」のあることを知らなくてはならない。この「熱状」は新陳代謝の亢進を意味し、次に出てくる安中散が新陳代謝の沈衰する「寒状」を目標とするのに対比する。そこで脈にも腹にもある程度の力があって軟弱ではない。また舌は湿濡《しつじゅ》せずに乾燥の傾向にあり、苔《こけ》のつくこともある。

〔安中散《あんちゅうさん》〕　慢性胃炎で胃痛のながく続くものに用い、痩《や》せ型で、血色すぐれず、冷え症で、腹にも脈にも力がないものを目標とする。

〔人参湯《にんじんとう》〕　平素から胃の弱い患者で、血色すぐれず、冷え症で、食欲がなく、あっても少し多く食べると腹がいっぱいになるもの。口に薄い唾液のたまるもの。冷えると尿が多く出るもの。

〔大柴胡湯《だいさいことう》〕　頑丈な体格の人で、便秘ぎみで、下剤を飲まないと大便が出ず、胃が重く、この部位に抵抗と圧痛があり、みずおちが詰まった感じで、背から肩にかけて凝《こ》り、舌には褐色または黄色の苔がついて乾燥している。脈にも腹にも力があり、胸脇苦満を証明する。

〔小柴胡湯《しょうさいことう》〕　これも胃炎に用いるが、特に小児の胃炎に用いる機会がある。食欲がなくて、悪心、嘔吐のあるものによい。この方も胸脇苦満のあるものに用いるが、乳幼児では、胸脇苦満を証明できないことが多い。

〔旋覆花代赭石湯《せんぷくかたいしゃせきとう》〕　生姜瀉心湯《しょうきょうしゃしんとう》の証に似て、これよりも腹力が弱く、呑酸《どんさん》、むねやけ、噯気《あいき》の止まないもの。

胃アトニー症

胃壁の弛緩している病気で、胃の筋肉の緊張が弱いため、胃に膨満感があり、食べるものが胃につかえ、噯気、悪心、食欲不振などを訴える。このような患者には無気力体質のものが多く、疲れやすく、神経質である。また胃下垂を伴うこともある。

〔平胃散《へいいさん》〕　軽症の胃アトニー症で心下痞、腹部膨満感のあるもの。

〔六君子湯《りっくんしとう》〕　血色が悪く、気力が衰え、脈にも腹にも力がなく、食後に眠気《ねむけ》をもよおし、からだがだるく、頭重、めまいを訴えるもの。

〔半夏《はんげ》白朮《びゃくじゅつ》天麻湯《てんまとう》〕　六君子湯証に似て、頭痛、めまい、足冷えを訴えるもの。

〔桂枝《けいし》加芍薬湯《かしゃくやくとう》〕〔小建中湯《しょうけんちゅうとう》〕　桂枝加芍薬湯は、腹直筋の緊張が強く、腹部が膨満し、皮下脂肪が少なくて、腹壁が菲弱《ひじゃく》なものによい。肩こりや腹痛のあるものにもよい。血色のすぐれないものには小建中湯がよい。そのうえ振水音が著明であれば、半夏4.0茯苓3.0を加える。

〔桂枝《けいし》加芍薬湯《かしゃくやくとう》加蜀椒人参《かしょくしょうにんじん》〕　この薬方を私は「中建中湯」と名づける。便秘し、大黄などの入った下剤を用いると腹痛を訴えて気分が悪いものに、この方を用いると、大便が快通する。

〔真武湯《しんぶとう》〕　腹部が軟弱無力で、脈も沈弱、遅弱で、血色すぐれず、手足は冷え、下痢気味のものによい。

胃下垂

胃下垂があっても何の障害もないものは、治療の対象にはならない。胃下垂症では、胃部の膨満感、圧重感、胸やけ、噯気、便秘などの胃症状のほかに、頭痛、不眠、倦怠、精神沈鬱《ちんうつ》などの神経症状を訴えるものがあり、胃アトニーを併発するものもある。

治療にあたっては、胃アトニー症のところに挙げた薬方を用いることが多いが、その他のものとして次のものを選用する。

〔半夏厚朴湯《はんげこうぼくとう》〕　経産婦によくみられる型で、腹壁が弛緩し、腹腔が異常に大きく、胃部の圧重膨満感と牽引性の腹痛を訴えるものに用いる。

〔延年半夏湯《えんねんはんげとう》〕 気分の沈鬱《ちんうつ》、胃内停水、心下部の牽引性疼痛、膨満感、足冷え、剱状突起の下端に接する心窩部《しんかぶ》における起立時の圧痛などのあるもの。

〔加味逍遥散《かみしょうようさん》〕 頭重、肩こり、めまい、動悸、便秘、月経不順などの血の道症の症状のものに用いる。

胃潰瘍・十二指腸潰瘍

〔清熱解鬱湯《せいねつげうつとう》〕 上腹部の疼痛を主訴とするものに用いる。ことに精神過労の後に発病したものによい。患者はまだ体力があり、舌は乾燥の傾向があり、腹にも脈にも力がある。

〔柴胡桂枝湯《さいこけいしとう》〕 腹壁が厚くて弾力があり、一般に腹筋の緊張を触れるものによい。痛みや胸やけのあるものには、茴香《ういきょう》、牡蠣《ぼれい》を加えてもよく、便秘のものには大黄《だいおう》を加える。

〔三黄瀉心湯《さんおうしゃしんとう》〕〔黄連解毒湯《おうれんげどくとう》〕 止血の目的で用いる。酒客の吐血には、これの応ずるものが多い。

〔安中散《あんちゅうさん》〕 腹痛を主訴とし、冷え症で、腹にも脈にも力がなく、甘味を好むものによい。

〔四君子湯《しくんしとう》〕 潰瘍が慢性化し、貧血し、気力、体力ともに衰え、浮腫、食欲不振、脈弱、腹部軟弱のものに用いる。

〔小建中湯《しょうけんちゅうとう》〕 病気が長びき、体力が衰えた患者で、痛みの強いものに用いる。

胃癌

漢方薬で胃癌を確実に治すことはできないが、自覚症状を軽減し、進行を抑制することはある程度可能である。

〔半夏瀉心湯《はんげしゃしんとう》〕あまり体力の衰えていない患者で、心下痞硬《しんかひこう》、食欲不振、悪心《おしん》などのあるものに用いる。噯気（げっぷ）の多いときは生姜瀉心湯《しょうきょうしゃしんとう》とする。

〔旋覆花代赭石湯《せんぷくかたいしゃせきとう》〕前方を用いる患者より体力が衰え、心下痞硬、食欲不振、噯気のあるものによい。胃腸の蠕動《ぜんどう》不安、軽い腹痛、嘔吐を伴うものにもよい。また胃癌の患者で体力の衰えている者の便秘にもよい。

〔四君子湯《しくんしとう》〕〔六君子湯《りっくんしとう》〕病気が進行して、食欲がなくなり、悪心、嘔吐、貧血、浮腫のあるものに用いると、食欲が出て、気力が回復する。

〔利膈湯合甘草乾姜湯《りかくとうごうかんぞうかんきょうとう》〕噴門癌で食物を嚥下《えんげ》すると間もなく吐き、そのときに粘液を多く混ずるものに用いると、嚥下が楽になる。

急性腸炎

下痢が主な徴候であるが、炎症が小腸に限局しているときには下痢しないこともある。また腹痛、腹部の雷鳴を訴えることもあり、結腸に炎症のあるときは疝痛様の腹痛があり、直腸がおかされると裏急後重《りきゅうこうじゅう》（しぶり腹、テネスムス）がくる。

〔半夏瀉心湯《はんげしゃしんとう》〕〔生姜瀉心湯《しょうきょうしゃしんとう》〕〔甘草瀉心湯《かんぞうしゃしんとう》〕　いずれも心下痞硬、腹鳴、下痢を目標にする。下痢しても裏急後重を伴うことはなく、腹痛を訴えても軽い。下痢の回数の多いものには甘草瀉心湯を用い、噯気の多いものには生姜瀉心湯を用いる。

〔五苓散《ごれいさん》〕　乳幼児の急性腸炎で、しきりに口渇を訴えて、水を飲み、飲むとすぐ吐き、尿の出が少なく、水瀉様に下痢するものに用いる。発熱、腹痛を伴い、嘔吐のないこともある。

〔人参湯《にんじんとう》〕　乳幼児または胃腸の弱い人が、腹を冷やして下痢するものに用いることが多い。腹痛や嘔吐を伴うものにもよい。口渇を訴えることはなく、舌は湿っている。

〔桂枝人参湯《けいしにんじんとう》〕　人参湯に桂枝の入ったもので、裏に寒があって下痢しているのに、表に熱がある、というのが目標である。急性腸炎の初期にみられる症状である。

〔葛根湯《かっこんとう》〕　これも急性腸炎のときに用いられ、表にも裏にも熱があって、脈浮数《ふさく》にして熱があるものによい。

〔芍薬湯《しゃくやくとう》〕　赤痢様の症状で、下痢、腹痛、裏急後重があり、腹が張り、口渇があり、熱も高く、粘血便の出るものに用いる。

〔大柴胡湯《だいさいことう》〕　下痢のある患者で、胸脇苦満、心下痞硬、悪心、嘔吐、口渇などのあるものに用いる。多くは腹満と裏急後重があり、舌には褐色または黄色の苔がつき、脈に力のあるものに用いる。

慢性腸炎

〔真武湯《しんぶとう》〕　慢性につづく一日二〜三回の下痢で、腹力がなく、脈にも力がなく、冷え症のものに用いる。裏急後重も腹痛もあまり訴えない。

〔胃風湯《いふうとう》〕　下痢が長くつづいて患者が衰弱している場合に用いるが、炎症が直腸にあって、粘血便を出し、裏急後重のあるものによい。排便のときにピチピチと音を立てて大便の飛び散るものも、この方を用いる目標である。

〔啓脾湯《けいひとう》〕　下痢が長びき、栄養が衰え、皮膚に光沢がなく、枯燥し、貧血の傾向のものに用いる。裏急後重はなく、腹痛はあっても軽い。真武湯で効のないもので、これでよくなるものがある。

〔甘草瀉心湯《かんぞうしゃしんとう》〕〔半夏瀉心湯《はんげしゃしんとう》〕　慢性のものでも、体力、気力ともにまだ衰えず、心下痞硬、腹中雷鳴、下痢のあるものを目標とする。

常習便秘

便秘には、腸管狭窄、腸管麻痺、巨大結腸、長結腸、隣接臓器の腸管への圧迫などによって起こり、また腸管の弛緩によるもの、腸管の痙攣《けいれん》によるものなどがある。便秘のなかでも、実証のものは治療が楽であるが、虚証のものには大黄《だいおう》などの下剤の入らないものを用いなくてはならないものがある。

〔**大柴胡湯**《だいさいことう》〕肥満体質で筋肉のしまりがよく、胸脇苦満、心下痞硬があって、便秘するものに用いる。胆石症、肝炎などがあって、便秘するものには、この方の応ずるものが多い。

〔**麻子仁丸**《ましにがん》〕穏和な下剤であるから、老人、体力の弱い人、大病後の人の便秘に用いる。便秘していて、尿の回数も量も多いものに用いる。

〔**潤腸湯**《じゅんちょうとう》〕滋潤《じじゅん》の効があるので、体液が欠乏して、皮膚、粘膜に枯燥の傾向のあるものを目標にする。老人の常習便秘には、この方の応ずるものが多い。

〔**三黄瀉心湯**《さんおうしゃしんとう》〕興奮を鎮《しず》め、充血を去り、炎症を消し、出血を止める効があるので、のぼせ、興奮、不眠、不安などがあって、便秘するものによい。これを丸《がん》にしたものを三黄丸《さんおうがん》と名づける。

〔**桂枝加芍薬大黄湯**《けいしかしゃくやくだいおうとう》〕腹が下腹で膨満し、腹直筋は緊張しているが、弾力に乏しく、脈にも力のないものの便秘によい。

〔**小建中湯合大建中湯**《しょうけんちゅうとうごうだいけんちゅうとう》〕腸管の癒着、狭窄などがあって、便秘しているものには、大黄の入った下剤をあたえると、ひどく腹が痛んで、大便が快通しないものがある。開腹術後に便秘するようになったものには、この方の応ずるものが多い。腹壁が菲薄で、腹に弾力がなく、脈も弱く、冷え症で、血色もすぐれないものを目標とする。

〔**小柴胡湯**《しょうさいことう》〕乳幼児の便秘に、この方の応ずるものがある。

嘔吐

〔小半夏湯《しょうはんげとう》〕〔小半夏加茯苓湯《しょうはんげかぶくりょうとう》〕 ともに、味の淡白なもので、嘔吐して、飲食物も薬も受けつけないものに用いる。小半夏加茯苓湯は心下に停水のあるものによい。一口《ひとくち》ずつ冷服するのがよい。

〔五苓散《ごれいさん》〕 乳幼児の風邪や急性胃腸炎などで、はげしい口渇があって、嘔吐のあるものに用いる。そのさいには、必ず尿利の減少があり、嘔吐のあと、また口渇があり、飲むと吐く。二日酔の嘔吐にもよい。熱のあるときでも、熱のないときでもよい。

〔茯苓沢瀉湯《ぶくりょうたくしゃとう》〕 口渇と尿利の減少を伴う嘔吐に用いるが、五苓散証ほどに口渇がはげしくない。また頻繁に嘔吐をくり返すのではなく、朝食べたものを夕方に吐いたり、夕食を翌朝吐いたりする。幽門狭窄、胃拡張などの嘔吐に用いる機会がある。

〔呉茱萸湯《ごしゅゆとう》〕 はげしい頭痛、ことに片頭痛に伴う嘔吐に用いる。

肝炎・肝硬変症

〔茵蔯蒿湯《いんちんこうとう》〕 急性肝炎で、熱が出て、何となく気分が悪く、胸がふさがったようで、食欲がなく、悪心のあるもの、このような場合は、黄疸がなくても用いる。口渇と尿利減少と便秘が目標になるが、これらの症状が著明でないものもある。

〔茵蔯五苓散《いんちんごれいさん》〕　口渇と尿の不利と黄疸を目標とするが、黄疸のないものに用いてもよい。黄疸と腹水があって、肝硬変症と診断された患者にこの方を用いて、腹水がとれ、黄疸の消えたものがある。

〔小柴胡湯合茵蔯蒿湯《しょうさいことうごういんちんこうとう》〕　亜急性または慢性に移行したものに用いる機会がある。肝の肥大、疲労、倦怠、食欲不振があって、大便の快通しないものに用いる。大便の快通するものには大黄を去って用いてもよい。血清肝炎に用いることが多い。

〔大柴胡湯合茵蔯蒿湯《だいさいことうごういんちんこうとう》〕　前方よりも実証で、腹部膨満、便秘のものによい。

〔小柴胡湯合茵蔯五苓散《しょうさいことうごういんちんごれいさん》〕　肝の肥大があり、口渇と尿の不利があり、あるいは黄疸や腹水のあるものに用いる。

〔人参湯合五苓散《にんじんとうごうごれいさん》〕　肝硬変症で病症が進行して、腹水、黄疸、浮腫、全身衰弱のものに用いる。これで全治するものがあった。

胆石症・胆嚢炎

〔大柴胡湯《だいさいことう》〕　胆石症や胆嚢炎の患者の多くは、右側に胸脇苦満を呈するものが多く、便秘の傾向があり、実証のものが多く、この証が多い。

〔柴胡桂枝湯《さいこけいしとう》〕　大柴胡湯を用いる場合よりも虚証で、便秘せず、腹直筋の緊張しているものに用いる。

〔小柴胡湯《しょうさいことう》〕　胆嚢炎で、長いあいだ下熱しないものに用いる。熱が高く、煩渇《はんかつ》の症状があれば石膏20gを加える。

〔大黄附子湯《だいおうぶしとう》〕〔芍薬甘草湯《しゃくやくかんぞうとう》〕　胆石疝痛の発作時に頓服として用いる。

腎炎・ネフローゼ

〔五苓散《ごれいさん》〕　急性、慢性を問わず、また腎炎であろうとネフローゼであろうと、浮腫と尿利減少と口渇を目標にして用いる。頭痛や嘔吐を治する効もあるので、これらの症状のあるものにもよい。

〔小柴胡湯加茯苓黄連《しょうさいことうかぶくりょうおうれん》〕　浮腫がなくて、発熱、悪心、食欲不振、心臓部の圧迫感などのあるものには小柴胡湯を用いる。亜急性または慢性化した腎炎で、浮腫がないか、あっても軽度のものには、小柴胡湯加茯苓黄連を用いる。

〔八味丸料《はちみがんりょう》〕　慢性化したものに用いる。浮腫のあるものにも用いるが、浮腫がなくて、蛋白尿と高血圧を主訴とするものにもよい。この場合は釣藤《ちょうとう》3.0黄柏《おうばく》1.5を加えるとよい。この方はまた腎硬化症、萎縮腎にも用いる。

〔茵蔯蒿湯《いんちんこうとう》〕　口渇と尿の不利と便秘とを目的とし、浮腫、上腹部の膨満、胸内苦悶などのあるものによい。

〔分消湯《ぶんしょうとう》〕　ネフローゼで長く浮腫、腹水などがあるもの。

〔木防已湯《もくぼういとう》〕　慢性腎炎で、浮腫、呼吸促迫、心肥大、鬱血肝などがみられ、喘鳴、心下痞堅《ひけん》のものに用いる。

〔当帰芍薬散《とうきしゃくやくさん》〕　妊娠中毒症で、浮腫、蛋白尿、高血圧などのあるものに用いる。これで無事に分娩できるものがあり、産後、蛋白尿のとれないものにもよい。

尿路結石

尿路結石には、腎臓結石、尿管結石、膀胱結石などがあり、前記二者の場合には、発作性の激しい腹痛を起こす傾向がある。

〔猪苓湯《ちょれいとう》〕　疝痛発作のない期間に、結石を排除する目的で使用する。口渇、尿利減少、尿の淋瀝《りんれき》、血尿などを目標にして用いるが、これらの症状の著明でないものもある。

〔桂枝茯苓丸《けいしぶくりょうがん》〕〔大黄牡丹皮湯《だいおうぼたんぴとう》〕〔桃核承気湯《とうかくじょうきとう》〕　これらの薬方は瘀血《おけつ》の腹証を目標として用いる。尿路結石には、下腹部に抵抗と圧痛を訴えるものがある。このような患者には、疝痛発作のない期間も、桂枝茯苓丸加薏苡仁《かよくいにん》を用いるとよい。下腹に抵抗と圧痛があって便秘しているものには大黄牡丹皮湯を用い、小腹急結の腹証があって、便秘しているものには桃核承気湯を用いる。この方は激しい疝痛発作の時にも用いることがある。

〔大建中湯《だいけんちゅうとう》〕　疝痛発作時に用いる。腹痛がはげしく、腹部がガスで緊満して苦しむものによい。

〔芍《しゃく》薬《やく》甘《かん》草《ぞう》湯《とう》〕〔大《だい》黄《おう》附《ぶ》子《し》湯《とう》〕　疝痛時に頓服として用いる。
〔防《ぼう》風《ふう》通《つう》聖《しょう》散《さん》〕　肥満した患者で、腹部膨満、便秘を訴えるものに用いる。これで結石を排出させたことがある。

貧血

貧血は血液中の赤血球または赤血球中の血色素の少ないときにみられる。貧血には、鉄欠乏性貧血、悪性貧血、再生不良性貧血、溶血性貧血があり、他に、病気があって二次的に貧血を起こしたもの、出血多量による貧血などがある。

〔四《し》物《もつ》湯《とう》〕　貧血を治し、止血の効もあるが、貧血が強度で、胃腸障害があって、下痢したり、吐いたりするものには用いないのがよい。

〔四《し》君《くん》子《し》湯《とう》〕　貧血が強く、気力が衰え、胃腸の機能も衰え、食欲がなく、下痢したり、吐いたりするものによい。

〔十《じゅう》全《ぜん》大《だい》補《ほ》湯《とう》〕　四物湯に四君子湯を合し、それに桂枝と黄耆《おうぎ》を加えたもので、補血強壮の効があり、全身にわたり衰弱して貧血し、口内が乾燥し、口乾の症状のあるものによい。

〔帰《き》脾《ひ》湯《とう》〕　この方も加味帰脾湯も、原因不明の貧血、悪性貧血、再生不良性貧血などに用いられ、これで著効をみることがある。貧血、出血、不眠、健忘、心悸亢進などのある虚証の患者に用いる。

〔炙甘草湯《しゃかんぞうとう》〕 貧血があって、脈が結滞し、動悸、息切れを訴えるものによい。

紫斑病

この病気は、壊血病、バルロウ病、血友病などを除き、これという原因がはっきりしないで、皮膚、粘膜などに出血を起こす病気の総称で、単に皮膚だけに点状、斑状の出血をみるだけのものもあるが、急激に発病して内臓から出血するものもある。また、リウマチ性紫斑病、血小板減少性紫斑病などがある。

〔柴胡桂枝湯《さいこけいしとう》〕〔帰脾湯《きひとう》〕 血小板減少性紫斑病には柴胡桂枝湯がよく応じ、これで急速に回復に向かうものがある。もしこれで効のないものには帰脾湯を用いる。

〔小建中湯《しょうけんちゅうとう》〕〔帰耆建中湯《きぎけんちゅうとう》〕 リウマチ性紫斑病の初期には小建中湯を、慢性化したものには帰耆建中湯を用いる。

バセドー病

甲状腺の機能亢進によって起こる病気で、甲状腺が腫れ、心臓の鼓動が激しくなり、時に脈が結滞し、腹部で動悸を強く感ずるようになる。また手指がふるえ、眼球が突出し、汗が出やすく、疲れやすく、神経質になる。

〔炙甘草湯《しゃかんぞうとう》〕　バセドー病にはこの方で著効をみるものが多く、特に婦人患者によく効く。

〔半夏厚朴湯合桂枝甘草竜骨牡蠣湯《はんげこうぼくとうごうけいしかんぞうりゅうこつぼれいとう》〕　炙甘草湯のような地黄《じおう》の配剤された方剤を飲むと、胃腸障害を起こして服用をつづけられなくなるものが、ままある。このような患者に、この方の応ずるものがある。

〔柴胡加竜骨牡蠣湯《さいこかりゅうこつぼれいとう》〕　発病初期で体力があり、胸脇苦満、腹部膨満をみとめ、興奮しやすく、動悸、不眠などのあるものによい。

〔加味逍遥散《かみしょうようさん》〕　バセドー病にかかると、月経不順となり、血の道症（後述）のときにみられるような神経症状を訴えるものがある。めまい、肩こり、動悸、耳鳴、のぼせ、足冷え、頭重などのあるものによい。

糖尿病

〔八味丸《はちみがん》〕　一般にしばしば糖尿病に用いられるが、これに人参を加えてもよい。口渇、多尿、疲労倦怠、腰痛、性欲減退などを目標とする。

〔白虎加人参湯《びゃくこかにんじんとう》〕　比較的初期で体力もあり、血色もよく、口渇と多尿を主訴とするものに用いる。

〔四君子湯《しくんしとう》〕　病気が進行して、衰弱がはなはだしく、食欲もなく、貧血し、下肢に浮腫がみられ、脈も微弱となったものに用いる。

〔麦門冬飲子《ばくもんどういんし》〕 糖尿病で肺結核を併発し、栄養が衰え、皮膚が枯燥し、口渇、多尿があって、咳嗽《がいそう》のあるものに用いる。

関節リウマチ

〔葛根湯《かっこんとう》〕 急性病でも、慢性病でも、病症の軽いものに用いる。指の関節の数箇所が少し腫れて、朝起床時には痛むが、しばらくたつと軽減する程度のものによい。

〔薏苡仁湯《よくいにんとう》〕 急性期のはげしい症状が去って、亜急性期とも呼ぶべき時期のものによい。関節の疼痛、腫脹ともに軽度ではあるが、さっぱりしないものによい。

〔甘草附子湯《かんぞうぶしとう》〕 急性多発性関節リウマチで激痛を訴えるものに用いる。おかされた関節は発赤腫張して熱感があり、患部に指頭や衣服が触れても激しく痛み、屈伸のできないほどで、悪寒がしたり、熱が出たりするものによい。

〔桂枝芍薬知母湯《けいししゃくやくちもとう》〕 慢性のもので、栄養も悪く、痩せ、羅患《りかん》関節が腫れ、その周囲の肉が落ち、皮膚が枯燥して艶《つや》のないものに用いる。

〔桂枝加朮附湯《けいしかじゅつぶとう》〕 慢性のもので、冷え症で、血色も悪く、脈も弱く、筋肉の緊張に乏しいものを目標にする。桂芍知母湯のような麻黄の入った方剤を用いると、食欲がなくなったり、かえって疲れたりするものによい。
〔大防風湯《だいぼうふうとう》〕 慢性のもので、気血両虚《きけつりょうきょ》の衰弱したものに用いることになっているが、比較的体力が衰えず、食欲もあり、それでいて関節の腫張と疼痛が長く残っているものによい。

五十肩（肩関節周囲炎）

〔葛根湯《かっこんとう》〕 発病初期で、脈も筋肉も緊張がよく、消化器の丈夫なものによい。薏苡仁《よくいにん》を加えたり、朮《じゅつ》を加えたりしてもよい。
〔二朮湯《にじゅつとう》〕 五十肩で、葛根湯で効がなく、水毒のみとめられる体質のものによい。
〔大柴胡湯《だいさいことう》〕 胸脇苦満のある肥満体の患者で、便秘の傾向のものによい。
〔加味逍遥散加地黄川芎《かみしょうようさんかじおうせんきゅう》〕 夜間、床に入ると、手がだるく痛み、あるいは蒲団《ふとん》に入れていると煩熱《はんねつ》し、蒲団から出すと冷えて痛み、手のおきどころがなく、安眠のできないものに用いる。婦人に多くみられる。
〔桂枝加苓朮附湯《けいしかりょうじゅつぶとう》〕 虚弱な体質の冷え症の患者で、貧血の傾向のあるものによい。

変形性膝関節症

変形性関節炎のなかで、しばしばみられるもので、五十歳以上の婦人に多い。

〔防已黄耆湯《ぼういおうぎとう》〕『金匱要略』に「防已黄耆湯は、風水で脈が浮《ふ》のものは邪が表にある。その患者は、頭に汗が出るが、表に他の病はなく、下半身が重く、腰から上には異和を感ぜず、腰から下が腫れて、陰部にまで腫れが及び、そのために下肢の屈伸が不自由なものを治する」とあり、これにヒントを得て、この病気に用いたところ、著効を得たので、その後これをひろく用いている。

〔越婢加朮湯《えっぴかじゅつとう》〕防已黄耆湯で効を得ず、この方でよいものがある。前方は表の虚に用い、この方は表の実に用いる。場合によっては二方を合して用いてよいこともある。

〔桂枝茯苓丸料加薏苡仁《けいしぶくりょうがんりょうかよくいにん》〕瘀血の腹証のある患者、打撲が誘因になって起こったものによい。

神経痛

〔葛根湯《かっこんとう》〕三叉神経痛の発病初期に用いる。脈に力があり、筋肉の緊張のよいものを目標とする。また上腕神経痛にも用いる。これに朮4.0附子1.0を加えることもある。

〔五苓散《ごれいさん》〕口渇、尿の不利を伴う三叉神経痛を目標とするが、これらの症状が著明でないものにも効を得ることがある。

〔桂枝《けいし》加苓朮附《かりょうじゅつぶ》湯《とう》〕　冷え症の患者の三叉神経痛または身心の過労から来たもので、気力に乏しいものによい。上腕神経痛にも用いる。

〔清上蠲痛湯《せいじょうけんつうとう》〕　頑固で数年間も治らない三叉神経痛に用い、著効を得たことがある。

〔芍甘黄辛附湯《しゃくかんおうしんぶとう》〕　坐骨神経痛に用いる。下肢、特に疾患側の下肢が冷え、引きつれるように痛み、便秘の傾向のあるものによい。

〔当帰四逆加呉茱萸生姜湯《とうきしぎゃくかごしゅゆしょうきょうとう》〕　冷え症の患者で、腹から下肢にかけて、または腰から下肢にかけて痛み、古人が疝気《せんき》と呼んだものに該当する坐骨神経痛に用いる。椎間板ヘルニアによるもの、開腹術、ことに婦人科疾患の手術後に起こった坐骨神経痛には、この方を用いる機会が多い。

〔疎経活血湯《そけいかっけつとう》〕　坐骨神経痛に用いる。左下肢の痛み、夜ひどく痛むこと、酒色の過度が原因であること、これがこの方を用いる目標であるが、右の坐骨神経痛に効がないわけではなく、夜も昼も同じに痛むものにも用いてよい。

〔桂枝茯苓丸《けいしぶくりょうがん》〕〔桃核承気湯《とうかくじょうきとう》〕　外傷、ことに打撲傷などが原因で神経痛を起こしたものに用いられ、また月経不順、婦人科系疾患に続発する坐骨神経痛によい。瘀血の腹証を目標にする。

〔八味丸《はちみがん》〕　糖尿病患者の坐骨神経痛あるいは老人などで、腰から下に力がなく、活気に乏しいもの、また痛みはとれたが、しびれ感の残っているものによい。

〔清湿化痰湯《せいしつけたんとう》〕　水毒が原因の肋間神経痛に用いる。胸部だけでなく、痛みがあちこちに移動するものに用いる。胃アトニー症、胃下垂症などのある人に用いられることが多い。

〔**麻黄附子細辛湯**《まおうぶしさいしんとう》〕　少陰病で表証のある場合の三叉神経痛、後頭神経痛などによい。患部に寒冷を訴え、脈が沈細《ちんさい》で血色のすぐれないものによい。

片　頭　痛

〔**呉茱萸湯**《ごしゅゆとう》〕　はげしい発作をくり返すものに用いる機会が多い。発作時には痛む側の項部の筋肉が収縮するから、肩から頸《くび》にかけてひどく凝《こ》る。発作時に腹診すると、心下部が膨満して、胃がつまったようだと訴える。心下逆満であって、胸脇苦満と誤診することがある。

〔**五苓散**《ごれいさん》〕　これも片頭痛に用いられ、呉茱萸湯を用いる場合と区別しにくいことがある。この方は、口渇と尿利の減少とがあって、頭痛するものに用いることになっているが、口渇のはげしくないものもある。

〔**桃核承気湯**《とうかくじょうきとう》〕　月経不順、月経過少などがあって、片頭痛を訴えるもので、小腹急結があるものに用いる。

不　眠　症

漢方医学には、近代医学でいう睡眠薬に該当するものはなく、それぞれの患者の病状を診察して、それに応じた薬を用いる。その薬がうまく証に適中すれば、自然に眠れるようになり、薬の副作用や習慣性を顧慮する必要はない。

〔**黄連解毒湯**《おうれんげどくとう》〕〔**三黄瀉心湯**《さんおうしゃしんとう》〕　血色がよく、のぼせ気味で、気分がいらいらして落ちつかず、興奮しやすい患者の不眠に用いる。高血圧症、更年期障害などのときにみられる不眠に用いる機会がある。便秘があれば三黄瀉心湯を用いる。

〔**温胆湯**《うんたんとう》〕　大病後あるいは無理な生活がつづいて疲れ、神経過敏になって、些細なことに驚いて安眠ができないもの、気鬱《きうつ》の症状となって、つまらないことに気を使って眠れないものによい。黄連《おうれん》1.0　酸《さん》棗仁《そうにん》5.0を加えるとなおよい。

〔**甘草瀉心湯**《かんぞうしゃしんとう》〕　心下痞硬、腹中雷鳴、下痢を目標として用いるほかに、狐惑《こわく》病に用いる。狐惑病については『金匱要略《きんきようりゃく》』に「狐惑の病たる、状は傷寒《しょうかん》の如く、黙々《もくもく》眠らんと欲し、目閉《と》ずるを得ず、臥起《がき》安からず、甘草瀉心湯之《これ》を主《つかさど》る」とあり、これによって、この方を不眠に用いる。

〔**加味帰脾湯**《かみきひとう》〕　この方は貧血、健忘、動悸、神経過敏があって不眠のあるものによい。老人に用いる機会がある。

〔**酸棗仁湯**《さんそうにんとう》〕　『金匱要略』に「虚労、虚煩、眠るを得ず、酸棗仁湯之を主る」とあることによって、心身が疲労して眠ることのできないものに用いる。

〔**清心蓮子飲**《せいしんれんしいん》〕〔**猪苓湯**《ちょれいとう》〕　胃腸のあまり丈夫でない人の夢精・遺精または尿道の不快感、尿の淋瀝《りんれき》などがあって、安眠できないものに用いる。

〔柴胡《よいこ》加竜骨《かりゅうこつ》牡蠣湯《ぼれいとう》〕　肥満体質の患者で、神経過敏で不眠を訴えるものがある。このような患者で、胸脇苦満があり、臍部で動悸が亢進するものによい。

〔桂枝《けいし》加芍薬《かしゃくやく》大黄湯《だいおうとう》〕　夜になると腹が張って安眠ができないものによい。

〔朱砂《しゅさ》安心丸《あんしんがん》〕　安眠しないものに、煎剤に兼用する。

顔面神経麻痺

〔葛根湯《かっこんとう》〕　発病の初期に用いる。特に感冒の後に起こったものによい。

〔桂枝《けいし》加苓朮附湯《かりょうじゅつぶとう》〕　気力に乏しく、冷え症で、脈の浮弱のものによい。

〔続命湯《ぞくめいとう》〕　急性期が過ぎて病気が長びくもので、麻痺のほかにいちじるしい症状のないものに用いる。

〔桂枝《けいし》茯苓丸《ぶくりょうがん》〕　瘀血によるものに用いる。

脳卒中

脳卒中は、脳の動脈の急激な血行障害によって、運動麻痺と意識障害を起こす病気の総称である。

脳卒中には、脳出血、脳軟化、蜘蛛《くも》膜下出血がふくまれる。

〔三黄瀉心湯《さんおうしゃしんとう》〕〔黄連解毒湯《おうれんげどくとう》〕　これらの薬方は、止血、鎮静、消炎の効があるので、脳卒中発作の直後、服薬が可能であれば、用いる機会が多い。これによって充血を去り、出血を止め、精神の興奮をしずめ、血圧を安定させる効がある。便秘をすることが多いので、大黄を配剤した三黄瀉心湯を用いて便通のつくようにするとよい。卒中の直後でなくても、気分がイライラして落ちつかず、不眠、頭重、のぼせ、めまいなどのあるものによい。

〔大柴胡湯《だいさいことう》〕　筋骨質のがっちりした体格の人で、胸脇苦満があり、便秘するものに用いる。半身麻痺の後遺症のあるものによい。この方に甘草を加えて用いることもある。

〔柴胡加竜骨牡蠣湯《さいこかりゅうこつぼれいとう》〕　大柴胡湯を用いるような患者で、神経がたかぶり、不眠、めまい、動悸などのあるものによい。

〔抑肝散《よくかんさん》〕　脳卒中で癇《かん》のたかぶるものに用いる。怒りやすく、気分がいらだち、あるいは手足がふるえ、あるいは引きつれるなどの症状のものによい。

〔続命湯《ぞくめいとう》〕　大柴胡湯の証に似ているが、藤平健博士は、その目標を次のように述べている。

自覚症の中で、「項背《こうはい》がこる」という症状が六例中六例に共通して圧倒的に多い。他覚症状では、脈の弦緊《げんきん》が四例、弦遅《げんち》および弦《げん》が各一例で、弦脈を呈することが共通である。舌候は全例に乾燥した厚い、または中等度の白ないし白黄苔がある。腹力は中等度が三例、それよりも充実しているのが三例、いずれも実証の腹状を呈している。心窩《しんか》部の抵抗ならびに圧痛は全例に中等度にみとめられている。胸脇苦満がみとめられないのは六例中一例だけである。

以上で判るように、本方が奏効した六例はいずれも大柴胡湯近似の症状を呈している。

〔桂枝加苓朮附湯《けいしかりょうじゅつぶとう》〕 虚弱体質で、冷え症で、血色がわるく、胃腸が弱く、半身不随のあるものによい。

〔八味丸《はちみがん》〕 腰以下に力がなく、歩行が困難で、下肢に浮腫があり、夜間多尿のあるものによい。

神経症（ノイローゼ）

〔半夏厚朴湯《はんげこうぼくとう》〕 平素から胃腸が弱く、軽度の鼓脹、膨満感などを訴え、胃内停水がある患者で、咽喉《のど》に何かつまっている感じ（梅核気）のあるものに用いる。このような患者は、発作性心悸亢進、取り越し苦労、不安感などにおびやかされて、一人で外出のできないものが多い。このようなものを目標とする。

〔柴胡加竜骨牡蠣湯《さいこかりゅうこつぼれいとう》〕 やや肥満型の人で、特に心下部が膨満して抵抗があり、便秘気味で、不眠、頭重、めまい、心悸亢進などのあるものによい。

〔抑肝散《よくかんさん》〕 刺激に興奮しやすく、神経過敏で怒りやすく、イライラして落ちつきのないものに用いる。不眠のあるものにもよい。

〔附子理中湯《ぶしりちゅうとう》〕 冷え症で、血色わるく、腹に力がなく、脈も沈《しず》んで弱く、全体に活気がなく、不安、めまいなどのあるものによい。

癲《てん》 癇《かん》

〔柴胡《さいこ》加竜骨《かりゅうこつ》牡蠣湯《ぼれいとう》〕 江戸時代からてんかんの薬としてしばしば用いられ、筆者もこれで全治させた例がかなりの数にのぼっている。場合によって、釣藤《ちょうとう》、芍薬、黄連、甘草などを加えて用いる。

〔小柴胡湯《しょうさいことう》合桂枝《ごうけいし》加芍薬湯《かしゃくやくとう》〕 相見三郎博士は、本方でてんかんを全治させた多数の症例を報告し、筆者も追試して、数例の患者を全治させた。

百 日 咳

〔小青竜湯《しょうせいりゅうとう》〕 咳嗽、顔面の浮腫、咳嗽と共に嘔吐などのあるものによい。気管支炎を併発するものにもよい。

〔麻杏甘石湯《まきょうかんせきとう》加半夏《かはんげ》茯苓《ぶくりょう》各4.0 陳皮3.0 生姜1.0〕 小青竜湯を嫌って飲まないものに用いてよい。味が淡白で飲みよい。これで、痰の切れがよくなって発作が軽快する。

〔麦門冬湯《ばくもんどうとう》〕 発病後、日を経て、皮膚に光沢がなくなり、声が嗄《か》れ、咽喉が乾燥し、痙攣《けいれん》性の咳嗽が強く出て、顔が赤くなるほど強くせきこみ、最後に嘔吐して、やっとおさまるというようなものに用いる。

〔甘麦大棗湯《かんばくだいそうとう》〕 急迫性の強い咳嗽が頻発するものに用いる。

〔頓嗽湯《とんそうとう》〕 この方は、京都の新妻家の家方で、百日咳に用いる。筆者は細野史郎博士の伝授でこれを用い、しばしば効顕をみた。

〔小柴胡湯合半夏厚朴湯《しょうさいことうごうはんげこうぼくとう》〕 神経質の小児で、百日咳の発作を恐れて絶えず不安におそわれるものによい。

小児自家中毒症

神経質な小児がかかりやすい病気で、多くは突然の嘔吐で発病し、頻繁な嘔吐がくり返して起こり、黒い血を吐くこともある。呼吸は促迫し、脈は速くなり、重篤な容貌を呈する。嘔吐は口渇を伴い、水を飲みたがる。飲むと吐く。吐く息にはアセトン臭がある。漢方では、発作を予防して、この病気を全治させるために次のものを用いる。

〔五苓散《ごれいさん》〕 嘔吐、口渇、尿利減少を目標にして、発作時に用いる。煎じて飲ますより粉末にしたものを重湯《おもゆ》で飲ますとよい。

〔苓桂甘棗湯《りょうけいかんそうとう》〕 この方は奔豚病《ほんとんびょう》を治する。奔豚病というのは現代のヒステリー発作にあたるので、筆者は自家中毒症を小児のヒステリー発作とみなして、この方を用いて著効を得た。

〔桂枝人参湯《けいしにんじんとう》〕 胃腸が弱く、食欲があまりなく、血色もすぐれない患者には、平素これを飲ませていると、発作を予防する効がある。

虚弱児童

ここでは滲出性体質、胸腺リンパ体質、神経関節炎体質を一緒にして、虚弱児童として述べる。

滲出性体質は二歳ぐらいまでの幼児にみられ、一見すると肥えて丈夫そうであるが、水毒性の体質で、皮膚、筋肉にしまりがなく、ぶよぶよで色が白く、かぜをひきやすく、かぜをひくと喘鳴があり、また湿疹やストロフルスにかかりやすい。

胸腺リンパ体質は、三〜四歳から七〜八歳ぐらいまでの小児に多く、扁桃やリンパ腺が腫れ、胸腺も肥大している。この体質の小児には、肥満型と痩せ型とがあるが、ともに病気にかかりやすく、薬にも敏感に反応する者が多い。

神経関節炎体質は十歳前後のものにみられることが多く、神経質で、原因不明の頭痛、腹痛、四肢の疼痛などを訴える。また軽度の発熱のつづくこともあり、喘息やリウマチ熱にもかかりやすい。

〔黄耆建中湯《おうぎけんちゅうとう》〕 滲出性体質の幼児に用いて体質を改善する効がある。これを飲ませていると、筋肉のしまりがよくなり、かぜをひかなくなり、抵抗力ができる。

〔麻杏甘石湯《まきょうかんせきとう》〕 滲出性体質の幼児で、かぜをひくと喘鳴がつづき、喘息性気管支炎の症状になるものによい。

〔五苓散《ごれいさん》〕 ストロフルスによく効くので、滲出性体質のものに用いる機会がある。

〔大芎黄湯《だいきゅうおうとう》〕 滲出性体質の幼児には、よく湿疹ができる。俗に胎毒と呼ばれているものである。この方がよい。
〔小柴胡湯《しょうさいことう》〕　胸腺リンパ体質の小児で、扁桃やリンパ腺が肥大しているものに用い、体質を改善する効がある。
〔柴胡桂枝湯《さいこけいしとう》〕　神経関節炎体質のものに用いる。これの服用で、頭痛、腹痛、四肢痛などが治るばかりでなく、喘息、リウマチ熱などにもかからなくなる。
〔六君子湯《りっくんしとう》〕　胃腸が弱く、食欲不振で血色すぐれず、気力に乏しいものに用いる。

夜尿症

睡眠中に自覚せずに尿を漏らす病気で、その頻度も種々である。毎晩数回漏れるものもあれば、週に一〜二回のものもある。また一回に大量の尿が出るものもあれば、一回量の少ないものもある。夜間だけでなく、昼間もおぼえずに尿の漏れるものもある。
〔小建中湯《しょうけんちゅうとう》〕　虚弱な体質で、冷え症で、栄養も血色もわるく、疲れやすい、だるいなどの症状があって、夜尿症のあるものに用いる。このような患者には昼間でも尿の漏れるものがある。
〔八味丸《はちみがん》〕　筋肉の緊張はよくないが、肥えている。血色はあまりよくなく土色をしている。食欲はある。口渇もある。運動神経が鈍《にぶ》く、動作が活発でない。このような患者の夜尿症に効がある。昼間に尿の漏れるものもある。

〔小柴胡湯《しょうさいことう》合《ごう》桂枝加芍薬湯《けいしかしゃくやくとう》〕　相見三郎博士の創見で、ストレスによる夜尿症によい。種々の治療で効のないものが、この方で奏効することがある。

〔葛根湯《かっこんとう》〕　畏友吉村得二氏の創見で、昼間は尿は多くないのに夜間に寝ぼけて尿を漏らすものによい。

〔白虎湯《びゃくことう》〕　口渇が強くて、よく水を飲み、寝ぼけて大量の尿を漏らすものによい。体格のがっちりした丈夫なものを目標にする。

凍　傷

〔当帰四逆加呉茱萸生姜湯《とうきしぎゃくかごしゅゆしょうきょうとう》〕　この方は、手足厥寒《けっかん》、脈細《さい》にして絶えんばかりで、内に久寒《きゅうかん》のあるものを治する方剤で、凍傷の予防および治療に広く用いられる。

〔紫雲膏《しうんこう》〕　凍傷に用いる外用薬として秀れた効がある。

夜驚症・夜啼症

ともに小児の神経症である。

〔桂枝加竜骨牡蠣湯《けいしかりゅうこつぼれいとう》〕　夜驚症で、安眠せずにさわいだり、飛び出したりするものによい。

〔芍薬甘草湯《しゃくやくかんぞうとう》〕　夜泣きによく効く。腹が痛むためではないかと思われるものに特によい。

打撲症

昔は〝うち身ぐすり〟いうものがあって、打撲を受けるとすぐ飲むようになっていて、これで打撲による腫張、疼痛が軽快したばかりでなく、後遺症の予防にも効があった。現代においても、これらの〝うち身ぐすり〟を広く利用すべきではないだろうか。

〔三黄瀉心湯《さんおうしゃしんとう》〕〔黄連解毒湯《おうれんげどくとう》〕　打撲の直後に用いる機会があり、出血を止め、精神の興奮をしずめる効がある。

〔桃核承気湯《とうかくじょうきとう》〕　打撲後、皮下出血、腫脹、疼痛のはなはだしいものによい。ことに会陰部の打撲による尿閉に著効がある。

〔桂枝茯苓丸《けいしぶくりょうがん》〕　皮下出血、腫張、疼痛を訴えるけれども、疼痛の程度のはげしくないものに用いる。軽い打撲症の常用薬として用いてよい。

癰疽《ようそ》（カルブンケル）・癤《せつ》（フルンケル）・フルンクロージス

癤は俗にいう「ねぶと」、庁《ちょう》の類で、これが群生したものが癰疽である。またこれらの化膿性腫物のできやすい状態になっているものがフルンクロージスである。

〔十味《じゅうみ》敗毒湯《はいどくとう》〕 癤や癰疽の初期に用いる。またフルンクロージスには一〜二カ月間ぐらいこれを連用していくと効がある。

〔托裏消毒飲《たくりしょうどくいん》〕 十味敗毒湯を用いる時期がすぎて化膿が始まると、この方がよい。これで消散することもあり、自潰することもある。

〔内托散《ないたくさん》〕 自潰後に用いると、膿を排し、肉芽の発生を促し、治癒を促進する。

〔紫雲膏《しうんこう》〕 自潰後に、この方を貼布すると、肉芽の新生を促す効がある。

火傷

〔紫雲膏《しうんこう》〕 火傷の直後に患部に塗ると消炎の効があり、軽症のものは、この方だけでよい。

〔桂枝《けいし》去芍薬《きょしゃくやく》加蜀漆竜骨《かしょくしつりゅうこつ》牡蠣救逆湯《ぼれいきゅうぎゃくとう》〕 火傷の内服薬として著効があり、水泡を作っているものも、これの服用によって、水様液が吸収されて疼痛も軽快する。

骨・関節結核（カリエス）・寒性膿瘍

〔十全大《じゅうぜんだい》補湯《ほとう》〕 骨、関節結核で、病勢が進んで、衰弱の徴候のあるものによい。特に寒性膿瘍を併発しているものには、この方の適応症が多い。

〔伯州散《はくしゅうさん》〕長い期間にわたって、瘻孔《ろうこう》がふさがらずに、排膿しているものに、兼用剤として用いる。しかし、急性炎症のあるもの、肺結核のあるものには用いないほうがよい。

痔核

〔乙字湯《おつじとう》〕原南陽（江戸時代の考証学派）の創方で、痔核の内服薬として有名である。大黄は軟便が出る程度に加減する。また桃仁《とうにん》、牡丹皮《ぼたんぴ》を加えたり、麻杏甘石湯《まきょうかんせきとう》を合方したりすることによって、効力が倍増することがある。

〔麻杏甘石湯《まきょうかんせきとう》〕古矢知白（江戸後期）の経験にもとづき、痔核に用いてみると、急性炎症を起こして疼痛を訴えるものによく効く。

〔桂枝茯苓丸《けいしぶくりょうがん》〕〔桃核承気湯《とうかくじょうきとう》〕〔大黄牡丹皮湯《だいおうぼたんぴとう》〕瘀血の腹証のあるものに選用する。

〔芎帰膠艾湯《きゅうききょうがいとう》〕痔出血に用いる。

〔当帰建中湯《とうきけんちゅうとう》〕痔核の疼痛がはなはだしく、排便後、はなはだしく痛むもの。

妊娠悪阻（つわり）

〔小半夏加茯苓湯《しょうはんげかぶくりょうとう》〕悪心、嘔吐のあるものに頻回、小量宛、冷服させる。

〔人参湯《にんじんとう》〕うすい唾液が口にたまって、気もちが悪く、尿も近くて多く、冷え症のものに用いる。これは温服させる。

妊娠中毒症

妊娠中毒症のうち、妊娠腎はもっともしばしばみられるもので、浮腫、血圧亢進、尿中の蛋白がみとめられる。

〔当帰芍薬散《とうきしゃくやくさん》〕妊娠中毒症を予防する効があるので、妊娠した場合は、なるべく早期からこれを飲み始めるとよい。また浮腫、血圧亢進、尿蛋白のあるものに用いるが、浮腫の高度のものには五苓散がよい。

〔五苓散《ごれいさん》〕口渇、尿の不利、浮腫を目標として用い、頭痛、悪心のあるものにもよい。

〔茵蔯蒿湯《いんちんこうとう》〕上腹部膨満、胸内苦悶があって、口渇、尿の不利、便秘、浮腫などのあるものによい。

〔八味丸《はちみがん》〕浮腫は軽微であるが、蛋白尿、高血圧、手足の煩熱《はんねつ》、腰痛などのあるものに用いる。

産褥下肢血栓症

産後または流産後に、下肢に鬱血《うっけつ》、浮腫を起こす病気で、左側にくることが多い。

〔桂枝茯苓丸《けいしぶくりょうがん》〕 発病後、二～三カ月以内のものは、この方で全治するものが多い。場合によって加大黄《だいおう》とする。一カ年以上たったものは治りにくい。

流産癖《ぐせ》

〔当帰芍薬散《とうきしゃくやくさん》〕 流産を予防する目的で、妊娠初期から飲む。貧血気味で、冷え症のものによい。悪阻《おそ》（つわり）のあるものには、悪阻の治療をするとともに、この方を用いる。

〔桂枝茯苓丸《けいしぶくりょうがん》〕 血色よく、筋肉の緊張もよく瘀血の腹証のあるものによい。

血の道症・更年期障害

婦人特有の一種の神経症である。

〔加味逍遥散《かみしょうようさん》〕 肩こり、頭重、めまい、のぼせ、下半身の寒冷、不安、いらつきなどの神経症状があり、月経不順のあるものによい。

〔女神散《にょしんさん》〕のぼせ、動悸、めまい、背部で火が燃えるようにカッと熱くなり、汗が流れる、便秘する、というようなものによい。

〔黄連解毒湯《おうれんげどくとう》〕のぼせ、顔面潮紅、不眠、心悸亢進、月経過多などのものによい。

〔柴胡加竜骨牡蠣湯《さいこかりゅうこつぼれいとう》〕肥満型で、腹部膨満、便秘の傾向があり、神経が過敏となり、動悸、めまい、不眠、肩こりなどのあるものに用いる。

〔半夏厚朴湯《はんげこうぼくとう》〕不安神経症に用いてよく、動悸、めまいがあって、外出が不安で、咽《のど》に何かつまっているように感じるものによい。

子宮付属器炎

卵巣炎、卵管炎などの子宮付属器炎には、骨盤腹膜炎や卵管周囲炎などを合併することがある。

〔大黄牡丹皮湯《だいおうぼたんぴとう》〕体格のがっちりした便秘がちの患者で、下腹部に抵抗圧痛を証明するものによい。帯下《こしけ》もあり、急性炎症症状がはげしく、自発痛の強いものもある。

〔桃核承気湯《とうかくじょうきとう》〕急性または亜急性期で、下腹部の疼痛がはげしく、便秘し、小腹急結の腹証のあるものに用いる。

〔桂枝茯苓丸《けいしぶくりょうがん》〕慢性のもので、下腹に抵抗、圧痛を証明するものによい。

〔竜胆瀉肝湯《りゅうたんしゃかんとう》〕帯下が多く、膀胱炎、尿道炎などを併発するものによい。

月経困難症

〔桂枝茯苓丸《けいしぶくりょうがん》〕　月経の初日に腹痛を訴えるものに用いる。下腹の緊張がよく、抵抗、圧痛があるものを目標とする。

〔当帰芍薬散《とうきしゃくやくさん》〕　冷え症で、貧血の傾向があるものに用いる。

〔当帰建中湯《とうきけんちゅうとう》〕　腹痛がはげしくて堪えがたいものによい。月経がすんだあとで痛むものにもよい。

〔桃核承気湯《とうかくじょうきとう》〕　月経の始まる直前にはげしい腰痛、腹痛を訴えるもの、または頭痛を訴えるもの、月経時に精神錯乱状態になるものなど、小腹急結、便秘を目標として用いる。

乳腺症

〔桂枝茯苓丸《けいしぶくりょうがん》〕　乳腺症そのものを瘀血として、この方を用いる。これで縮小するものがかなりある。

〔十六味流気飲《じゅうろくみりゅうきいん》〕　この方は気の流通をよくする薬方であるから、気の鬱滞《うったい》によって起こるものによい。いったん縮小していたものが心配事などでまた大きくなったというようなものに効く。これに陳《ちん》皮《ぴ》を加えた方がよいという説もある。

子宮下垂・子宮脱出

〔八味丸《はちみがん》〕　子宮脱があって、腰痛を訴え、下腹が脱力して緊張を失ったものによい。老婦人にこの方の応ずるものがある。

〔桂枝茯苓丸《けいしぶくりょうがん》〕　下腹に抵抗圧痛があって、筋肉の緊張のよい婦人の子宮脱によい。比較的若い婦人に、この方の応ずるものがある。

〔当帰四逆加呉茱萸生姜湯《とうきしぎゃくかごしゅゆしょうきょうとう》〕　冷え症で、下腹が膨満し、冷えると腹痛を訴えて下垂のひどくなるものによい。

子宮内膜炎

子宮内膜炎と呼ばれるものに、内膜炎と実質炎と周囲炎とがあり、これが合併したり、移行したりすることがある。

この病気になると、分泌物が多く、黄白色または膿様、血液様の悪臭のある帯下《こしけ》がみられ、外陰部に痒《かゆ》みを訴えることもある。

〔竜胆瀉肝湯《りゅうたんしゃかんとう》〕　帯下が多く、膀胱炎や尿道炎を併発し、腹にも脈にも力があって、下腹に抵抗、圧痛のあるものによい。

〔大黄牡丹皮湯《だいおうぼたんぴとう》〕　実証の体質で、便秘し、下腹に膨満、抵抗、圧痛があり、膿様の悪臭ある帯下を下し、膀胱炎や尿道炎の併発しているようなものに用いる。

〔加味逍遙散《かみしょうようさん》〕　血の道の症状があって、月経不順、帯下、腹痛などのあるものによい。

〔芎帰膠艾湯《きゅうききょうがいとう》〕　不定期の子宮出血、下腹痛、帯下などのある貧血性のものに用いる。

〔八味帯下方《はちみたいげほう》〕　はげしい炎症症状はなく、帯下が多くて長びくものによい。便秘のないものには、大黄を去って用いる。

子宮筋腫

〔桂枝茯苓丸《けいしぶくりょうがん》〕　この内服で筋腫が縮小したり、消失したりすることがあるので、いちおう試みる価値がある。児頭大のものが、内服によって消失した例もあるが、鶏卵大ぐらいのものは数カ月から一カ年ぐらいで消失することがある。

〔折衝飲《せっしょういん》〕　筋腫のために、月経困難、子宮出血が多いものによい。

不妊症

〔当帰芍薬散《とうきしゃくやくさん》〕　特別の原因が発見されずに不妊症があり、冷え症を訴えるものによい。これで懐妊するものがある。

〔桂枝茯苓丸《けいしぶくりょうがん》〕 血色もよく、腹筋にも適当の緊張と弾力があって、下腹に瘀血の腹証のあるものに用いる。

〔温経湯《うんけいとう》〕 『金匱要略』に「婦人、少腹、寒《ひ》え、久しく胎を受けざるを主《つかさど》る。兼ねて崩中去血あるいは月水来たること過多及び期に至って来たらざるを治す」とあり、これによって、この方を不妊症に用いる。これを用いて、結婚十七年目に懐妊した婦人がある。「崩中」は子宮出血、「月水」は月経のこと。

アレルギー性鼻炎

〔葛根湯《かっこんとう》〕 鼻がつまり、くしゃみのしきりに出るものによい。顔面、項背などの筋肉の緊張のよいものを目標とする。

〔小青竜湯《しょうせいりゅうとう》〕 鼻がつまり、しきりにくしゃみが出て、鼻汁の流れるものに用いる。

〔麦門冬湯《ばくもんどうとう》〕 くしゃみの頻発する症状を、大逆上気のためと考え、痙攣《けいれん》性咳嗽《がいそう》に、そのくしゃみの出る症状の似ているものに用い、葛根湯で効のないものに奏効する。

副鼻腔炎（蓄膿症）

〔葛根湯《かっこんとう》加《か》川芎《せんきゅう》辛夷《しんい》〕　最もしばしば一般的に用いられるものであるが、胃腸障害があるものや全身にわたり筋肉が軟弱で冷え症のものには用いないほうがよい。

〔半夏《はんげ》白朮《びゃくじゅつ》天麻《てんま》湯《とう》〕　胃アトニー症、胃下垂症などがあって、頭痛、めまいなどを伴い、足の冷えるものによい。

〔辛夷《しんい》清肺湯《せいはいとう》〕　肥厚性鼻炎、鼻茸《はなたけ》などを伴い、鼻腔に熱感と閉塞感を伴うものによい。

〔清上防風湯《せいじょうぼうふうとう》〕　のぼせ気味で、顔に面皰《にきび》のある若者の蓄膿症が、この方でよくなるものがある。これに辛夷《しんい》、石膏《せっこう》、大黄《だいおう》などを加えてよいこともある。

〔小柴胡湯《しょうさいことう》〕〔大柴胡湯《だいさいことう》〕　胸脇苦満を目標にして、これらを用いることがある。場合によっては桔《き》梗《きょう》、石膏を加味する。

汗疱状白癬（みずむし）

〔十味敗毒湯《じゅうみはいどくとう》加《か》連翹《れんぎょう》薏苡仁《よくいにん》〕　化膿の傾向があり、また滲出性のものによい。

〔麻杏《まきょう》薏甘湯《よくかんとう》〕　軽症の乾燥性のものによい。

〔桂枝茯苓丸《けいしぶくりょうがん》加《か》薏苡仁《よくいにん》〕　瘀血の腹証のあるものに用いる。患部が丘疹状をなし、紅暈《うん》を帯び、灼熱性搔痒《そうよう》感のあるものによい。

〔三物黄芩湯《さんもつおうごんとう》〕　患部が乾燥して表皮が厚くなり、皸裂《きれつ》を生じ、手掌、足心に煩熱《はんねつ》を訴えるものによい。この場合、紫雲膏を患部に塗るとよい。

進行性指掌角皮症

〔温経湯《うんけいとう》〕　手掌が乾燥して煩熱を訴え、婦人の場合、月経の異常があるものによい。多くのものが、この方でよくなる。二～三カ月で効がある。

〔桂枝茯苓丸加薏苡仁《けいしぶくりょうがんかよくいにん》〕　体格のよい血色のよい婦人で、瘀血の腹証があり、月経異常のあるものによい。

〔三物黄芩湯《さんもつおうごんとう》〕　以上の薬方で効がなく、口渇、手掌の煩熱、搔痒を目標にして、この方を用いて効を得ることがある。これに薏苡仁を加えた方がよいこともある。

〔紫雲膏《しうんこう》〕　患部にこれを塗る。

蕁麻疹

〔葛根湯《かっこんとう》〕〔十味敗毒湯《じゅうみはいどくとう》〕　急性期の初期に葛根湯の証があり、急性期より亜急性期に十味敗毒湯の証がある。

〔茵蔯蒿湯《いんちんこうとう》〕 急性、慢性を問わず、胸内不快感、悪心、上腹部膨満、便秘の傾向のあるものによい。肝機能の障害のあるものにもよい。

〔桂枝茯苓丸《けいしぶくりょうがん》〕 慢性のものには、瘀血が原因のものがある。この方がよく効く。

〔真武湯《しんぶとう》〕 胃腸が弱く、冷え症で、下痢しやすい患者には、小さい色の赤くない蕁麻疹が出ることがある。痒《かゆ》みも強くない。このようなものによい。

〔大柴胡湯《だいさいことう》〕〔大柴胡湯合茵蔯蒿湯《だいさいことうごういんちんこうとう》〕 胸脇苦満、便秘を目標とし、慢性のものに用いる機会がある。

〔八味丸《はちみがん》〕 老人で、夜になると尿が多く出て、咽《のど》が渇き、蕁麻疹の出るものによい。

湿疹・皮膚炎

湿疹や皮膚炎の治療にさいしては、全身状態の観察と、患部がどんな色をしているか、湿っているか、乾いているか、膿汁が流れるか、粉がこぼれるか、結痂（かさぶた）になっているか、などをよく調べる必要がある。

〔十味敗毒湯《じゅうみはいどくとう》〕 急性湿疹と俗にかぶれと呼ばれるアレルギー性の皮膚炎に用いることが多い。湿疹の場合は、患部に大豆大くらいの発疹があって赤味を帯び、中央が隆起していて、かゆみのあるものによい。

皮膚炎の場合は、うるしかぶれ、白髪染《しらがぞめ》のかぶれなどで、患部が腫れて、かゆみのあるものによい。

〔温清飲《うんせいいん》〕　急性、慢性を問わず、湿疹で患部が乾燥していて、赤味と熱感があり、かゆみの強いものによい。日光アレルギーによる皮膚炎に用いることもある。

〔消風散《しょうふうさん》〕　湿疹で、患部から分泌物が流れ出て、円形またはこれに類似の形をしたもので、分泌物がかさぶたを作っているところもある。夏になると増悪する傾向がある。冷え症ではなく、しっかりした体格をしていて、口渇を訴えるものがある。このようなものによく効く。

〔当帰飲子《とうきいんし》〕　湿疹で、患部がカサカサに乾燥し、皮膚の表面からは目だつほど隆起せず、粉がこぼれる。冷え症で、血色もあまりよくない。冬に増悪する傾向がある。このようなものによく効く。老人に多くみられる。

〔白虎湯《びゃくことう》〕　湿疹で、かゆみと口渇のひどいものによい。患部は乾燥していることが多い。ときどき患部で火が燃えているように感ずる。また寒けのすることもある。壮年の体格のよい人にみられる。これに人参を加えたり、桂枝を加えたり、黄連を加えたりすることもある。

〔大芎黄湯《だいきゅうおうとう》（治頭瘡一方《じずそういっぽう》）〕　俗に胎毒と呼ばれる乳幼児の湿疹に用いる。便秘しないものには大黄を去ってよい。

〔防風通聖散《ぼうふうつうしょうさん》〕　体格のよい肥満した人で、便秘し、脈にも力があり、湿疹が頑固で、治りにくいものによい。患部は赤くただれ、分泌物が湿っていることが多い。

〔大柴胡湯《だいさいことう》〕　湿疹の患者で、胸脇苦満があって、便秘し、脈にも力があるものによい。患部は湿って、かさぶたを作る傾向があるものに用いる。

〔桂枝茯苓丸《けいしぶくりょうがん》〕　頑固な湿疹で、瘀血の腹証として、下腹に抵抗と圧痛を証明するものによい。いろいろの薬方で効のないものが、これで治ることがある。

〔真武湯《しんぶとう》〕　胃腸が弱く、下痢しやすく、冷え症で、脈も弱く、地黄《じおう》剤を用いると、下痢し、患部は赤味に乏しく、発疹もはっきりしないものによい。

面　疱（にきび）

〔清上防風湯《せいじょうぼうふうとう》〕　体格が中等度以上のよいもので、顔面が紅潮し、にきびも赤く、あるいは黄褐色を呈しているものに用いる。便秘のものには大黄を加える。

〔桂枝茯苓丸加薏苡仁《けいしぶくりょうがんかよくいにん》〕　筋肉のしまりのよい血色のよい患者で、婦人患者では月経前に増悪し、丘疹が赤味をもち、隆起しているものによい。便秘しているものには大黄《だいおう》を加える。薏苡仁〔10g〕を加えてよいこともある。

〔当帰芍薬散加薏苡仁《とうきしゃくやくさんかよくいきん》〕　冷え症で、血色が悪く、にきびも赤味に乏しく、形状が小さいものによい。

肝斑（しみ）

〔当帰芍薬散《とうきしゃくやくさん》〕　血色の悪い冷え症の婦人で、妊娠中にできたものによい。

〔桂枝茯苓丸《けいしぶくりょうがん》〕　血色のよい頑丈な人で、瘀血の腹証のあるものによい。加大黄として用いることもある。

〔加味逍遥散《かみしょうようさん》〕　月経不順、疲労倦怠、肩こり、頭痛などがあって、大便の快通しないものによい。地黄、川芎《せんきゅう》を加えてよいこともある。

黒皮症

リール氏黒皮症とも呼ばれ、第二次大戦後、婦人に多くみられたが、この頃でも、まだときどき見られる。

婦人の顔や頸《くび》のあたりに比較的ひろい範囲の皮膚が、初めは赤く、のちには紫色を帯びた褐色になり、表面は乾燥して粉がこぼれ、多少のかゆみのあることがある。

〔黄連解毒湯《おうれんげどくとう》〕　のぼせて顔が赤くなり、漸次黒色に変わるものによい。

〔温清飲《うんせいいん》〕　皮膚が乾燥してガサガサしているものによい。

〔加味逍遥散加地黄川芎《かみしょうようさんかじおうせんきゅう》〕　前記二方で効がなく、この方の効くものがある。いずれにしても数カ月の服用を必要とする。

乾癬

〔大黄《だいおう》牡丹皮湯《ぼたんぴとう》〕〔桂枝茯苓丸《けいしぶくりょうがん》〕　乾癬の患者で、体格のがっちりしている患者には、瘀血に原因するものがある。男子に多くみられる。これらの方を用いて効をとる。

〔温清飲《うんせいいん》〕　瘀血の腹証がみとめられず、反覆して再発し、根治しないものによい。

膀胱炎

〔猪苓湯《ちょれいとう》〕　急性のものによい。尿の出るときに痛み、また尿のあとで痛み、尿が近くて、出てもまたすぐ出したくなる。ときには血尿の出ることもある。咽《のど》が渇く。このようなものによい。腎膀胱結核や膀胱炎でも、尿の混濁のひどく血液のまじるようなものには、猪苓湯合四物湯《ごうしもつとう》として用いるのがよい。

〔八味丸《はちみがん》〕　急性期を過ぎたもの、慢性期のものによい。また再発をくり返すもの、尿は清澄で混濁はないのに、尿道に異常感を訴えたり残尿感のあるものによい。また産後や子宮癌などの手術のあとで、尿がつまったり尿が漏れたりするものによい。

〔清心連子飲《せいしんれんしいん》〕 平素から胃腸の弱い人には、八味丸、竜胆瀉肝湯《りゅうたんしゃかんとう》などのような地黄の入った薬方を用いると、胃腸に障《さわ》って、食欲がなくなったり、下痢を起こしたりする。このような患者に用いる。炎症はさほどはげしいものではなく、尿が出そうで気もちよく出ないもの、尿の漏れるものによい。

〔竜胆瀉肝湯《りゅうたんしゃかんとう》〕 筋肉のしまりのよい、色の浅黒い人に用いることが多く、膀胱炎の炎症が強く、帯下《こしけ》も多く、外陰部にかゆみを訴えたり、ただれのあるもの、淋毒性のものに、この方の適応症がある。

前立腺肥大

男子にだけ見られる老化現象で、前立腺が肥大するため、尿が勢いよく出なくなり、一回の排尿で全部の尿が出てしまわないで膀胱に残る。そのため、たびたび尿意を催し、ときに尿閉を起こして、尿が出なくなることもある。

このようなものには八味丸がよく効く。またこの病気を予防するために、八味丸を常用してもよい。

陰萎症

〔桂枝加竜骨牡蠣湯《けいしかりゅうこつぼれいとう》〕 痩せ型の神経過敏の男子の早漏、遺精、性欲減退などに用いる。臍部で動悸が亢進したり、臍輪に接して硬い線の触れることがある。

〔柴《さい》胡《こ》加《か》竜《りゅう》骨《こつ》牡《ぼ》蠣《れい》湯《とう》〕　これはやや肥満型の体格で、腹力があり、胸脇苦満のある神経過敏のものによい。

〔八《はち》味《み》丸《がん》〕　若い人の陰萎にはあまり効がないが、老人の老化現象の予防に役立ち、老人の性欲減退に効がある。

〔大《だい》柴《さい》胡《こ》湯《とう》〕　胸脇苦満、心下痞硬《しんかひこう》のある頑丈な男子で陰萎に悩むものによい。森枳園（明治十八年、七十八歳で死去）という名医は若い頃、この方で陰萎を治したという。

〔当《とう》帰《き》四《し》逆《ぎゃく》加《か》呉《ご》茱《しゅ》萸《ゆ》生《しょう》姜《きょう》湯《とう》〕　冷え症の患者の陰萎、早漏に効くことがある。

口内炎

〔三《さん》黄《おう》瀉《しゃ》心《しん》湯《とう》〕〔黄《おう》連《れん》解《げ》毒《どく》湯《とう》〕〔甘《かん》草《ぞう》瀉《しゃ》心《しん》湯《とう》〕　胃炎のあるもの、口内に熱感があって、口のねばるものなどで、アフター性口内炎をくり返すものによい。虚実によって、以上を選択して用いる。

〔温《うん》清《せい》飲《いん》〕　慢性の経過をとり、潰瘍が相次いで出来て全治せず、ベーチェットまたはこれに類する状態のものによい。

〔清《せい》熱《ねつ》補《ほ》気《き》湯《とう》〕　虚証で衰弱し、舌の乳頭が消失して無皮状となり、飲食の味がよくわからなくなったものによい。

〔清《せい》熱《ねつ》補《ほ》血《けつ》湯《とう》〕　口腔内や舌に大きい潰瘍ができて、疼痛があり、そのため飲食が困難となり、数カ月から数カ年も治らないものによい。

〔山豆根《さんずこん》〕 粉末にして、潰瘍の患部に一日数回つけてやると、治癒を促進する。

薬方集（五十音順）

〔1〕本書に出ている薬方を中心とし、本書には出ていないが臨床上必要と思われるものも加えて、五十音順にならべた。
〔2〕分量はすべてグラム単位で、特別の説明文のないものはすべて大人の一日量。十二歳ぐらいの薬方は大人の半量。六歳ぐらいの薬方は大人の三分の一量。三歳ぐらいの薬方は四分の一量。
〔3〕煎じる水の分量は、一日量を五〇〇mlとし、半分に煮つめて、滓（かす）を漉し、その煎汁を三回または二回に分けて、食事の直後を避けて飲む。大人以外の場合は、水の分量もそれぞれ年齢に応じて二分の一、三分の一、四分の一とする。
〔4〕ここに示した分量は、一般の標準にすぎないから、病気の軽重、患者の体質の差異などによって、匙加減を必要とするのは、言うまでもない。
〔5〕丸料、散料というように、薬方名のあとに料の字のあるものは、丸または散を煎剤として用いることを意味するが、本書では特に断っていない場合は、丸、散とあっても煎ずる場合の分量である。
〔6〕附子（ぶし）、烏頭（うず）にはアコニチン属の有毒成分が含まれていて、中毒を起こす危険があるので、一日量0.5ぐらいから1を用いるようにし、慎重を期せられたい。なお、（炮）とあるものは、炮烙（ほうろく）で十分から十五分間、弱い火で炮じたもの。

〔7〕本書で生姜（しょうきょう）とあるのは、生のままの生姜（しょうが）のことで、薬店で生姜として売っているものは乾生姜であるから、その場合には三分の一から四分の一量を用いる。
〔8〕薬を煎じるには鉄瓶はよくないから、素焼の土鍋を用いる。もし土鍋が手に入らなければアルマイトのものでもよい。
〔9〕煎じる時間は、大人の分量では一時間ぐらいかけてゆっくり煮つめ、できあがったらすぐに滓を漉しておく。
〔10〕煎じた液の変散を防ぐには〇・一パーセントの安息香酸ナトリウムを加えると、夏期でも数日間は貯蔵できる。

安中散（あんちゅうさん）
桂枝4　延胡索　牡蠣各3　茴香1.5　縮砂　甘草各1　良姜0.5

痿証方（いしょうほう）
当帰5　地黄4　牛膝　蒼朮　知母各3　芍薬　黄耆各2　杜仲　黄柏各1

胃風湯（いふうとう）
当帰　芍薬　川芎　人参　白朮各3　茯苓4　桂枝　粟各2

胃苓湯（いれいとう）
蒼朮　厚朴　陳皮　猪苓　沢瀉　白朮　茯苓各2.5　桂枝2　大棗　乾姜各1.5　甘草1

茵蔯蒿湯（いんちんこうとう）

茵蔯4　梔子3　大黄1

茵蔯五苓散（いんちんごれいさん）

五苓散に茵蔯4　を加える。

烏頭赤石丸（うずしゃくせきがん）＝**赤石脂丸**ともいう

蜀椒　赤石脂各2　烏頭（炮）　附子（炮）　乾姜各1　以上の分量比を細末とし、煉蜜で丸とし、一回0.5、一日三回。

烏薬順気散（うやくじゅんきさん）

烏薬　陳皮　白姜蚕　乾姜　麻黄　川芎　桔梗各2.5　枳殻2　白芷　甘草各1.5

温経湯（うんけいとう）

半夏　麦門冬各4　当帰3　川芎　芍薬　人参　桂枝　阿膠　牡丹皮　生姜　甘草各2　呉茱萸1

温胆湯（うんたんとう）

半夏　茯苓各6　生姜3　陳皮2.5　竹茹2　枳実1.5　甘草1　これに黄連1.5　酸棗仁3　を加えて用いることもある。

温清飲（うんせいいん）

当帰　地黄各4　芍薬　川芎　黄芩各3　梔子2　黄連　黄柏各1.5

越婢湯（えっぴとう）

麻黄6　石膏8　生姜　大棗各3　甘草2

越婢加朮湯（えっぴかじゅつとう）
越婢湯に朮4　を加える。

越婢加半夏湯（えっぴかはんげとう）
越婢湯に半夏5　を加える。

延年半夏湯（えんねんはんげとう）
半夏5　柴胡　別甲　桔梗　檳榔各3　人参2　生姜3　枳実　呉茱萸各1

黄耆桂枝五物湯（おうぎけいしごもつとう）
黄耆　芍薬　桂枝　大棗各3　生姜5

黄耆建中湯（おうぎけんちゅうとう）
小建中湯に黄耆4　を加える。

黄解散（おうげさん）
黄連3　黄芩　黄柏各2　梔子1　以上を末とし、一回量1、一日三回。

黄芩湯（おうごんとう）
黄芩　大棗各4　甘草　芍薬各3

黄芩加半夏生姜湯（おうごんかはんげしょうきょうとう）
黄芩湯に半夏5　生姜3　を加える。

黄土湯（おうどとう）

黄土7　地黄　朮　阿膠　黄芩各3　甘草2　附子0.5

黄連湯（おうれんとう）

黄連　甘草　乾姜　人参　桂枝　大棗各3　半夏6

黄連阿膠湯（おうれんあきょうとう）

黄連3　芍薬2.5　黄芩2　以上をまず煎じて、滓《かす》を去り、阿膠3　を入れ、再び火にのせ阿膠をよく溶かして火から下し、少々冷えた頃、鶏子黄（卵黄）一個を入れ、よくかきまぜてから飲む。

黄連解毒湯（おうれんげどくとう）

黄連1.5　黄芩3　黄柏1.5　梔子2

乙字湯（おつじとう）

大黄1　柴胡5　升麻1.5　甘草2　黄芩3　当帰6

応鐘散（おうしょうさん）

芎黄散（きゅうおうさん）に同じ。

黄解丸（おうげがん）

黄連解毒丸の略称で、黄連解毒湯を丸にしたもの。

解急蜀椒湯（かいきゅうしょくしょうとう）

粳米8　半夏5　人参　大棗各3　蜀椒2　乾姜　甘草各1.5　附子0.5　膠飴《こうい》20

解労散（かいろうさん）

四逆散に別甲　茯苓各3　大棗　生姜各2　を加える。

華蓋散（かがいさん）

麻黄　杏仁各4　茯苓5　橘皮　桑白皮　蘇子各2　甘草1

香川解毒剤（かがわげどくざい）

山帰来　木通各4　茯苓5　川芎　忍冬各3　甘草　大黄各1

加味帰脾湯（かみきひとう）

帰脾湯に柴胡3　梔子2

加味逍遥散（かみしょうようさん）

当帰　芍薬　白朮　茯苓　柴胡各3　甘草　牡丹皮　梔子各2　生姜2　薄荷1

加味八脈散（かみはちみゃくさん）

猪苓　沢瀉　茯苓　木通　地黄　杏仁各3　蒿本　梔子　知母　黄柏各2

加味八疝湯（かみはっせんとう）

当帰　川芎　地黄　半夏各2　茯苓　芍薬　陳皮各2.5　人参　牛膝　秦艽　防風　羌活各1.5　白朮3　柴胡　桂枝　甘草各1

葛根湯（かっこんとう）

葛根8　麻黄　生姜　大棗各4　桂枝　芍薬各3　甘草2

葛根黄連黄芩湯（かっこんおうれんおうごんとう）

葛根6　黄連　黄芩各3　甘草2

葛根紅花湯（かっこんこうかとう）

葛根　芍薬　地黄各3　黄連　梔子　紅花各1.5　大黄　甘草各1

瓜（括）呂枳実湯（かろうきじつとう）

当帰　茯苓　貝母各3　瓜呂実　桔梗　陳皮　黄芩　生姜各2　縮砂　木香　甘草　梔子　枳実

竹茹各1

乾姜人参半夏丸（かんきょうにんじんはんげがん）

乾姜3　人参3　半夏6　以上の分量比を粉末とし、米糊で丸とし、一回2.0　を服用。

甘草湯（かんぞうとう）

甘草8

甘草乾姜湯（かんぞうかんきょうとう）

甘草4　乾姜2

甘草瀉心湯（かんぞうしゃしんとう）

半夏瀉心湯に甘草1　を加える。

甘草附子湯（かんぞうぶしとう）

甘草2　白朮4　桂枝3.5　附子0.5

甘草粉蜜湯（かんぞうふんみつとう）

甘草2　白米粉1　蜂蜜4　まず甘草を煮て滓《かす》を去り、白米粉と蜂蜜を入れる。

甘草麻黄湯（かんぞうまおうとう）

甘草1　麻黄3　以上を一回に煎じて服用する。

甘麦大棗湯（かんばくたいそうとう）

甘草5　大棗6　小麦20

甘露飲（かんろいん）

枇杷葉　熟地黄　天門冬　枳実　茵蔯　乾地黄　麦門冬　石斛　甘草　黄芩各2.5　あるいは天門冬　熟地黄を去ってもよい。

帰耆建中湯（きぎけんちゅうとう）

当帰建中湯に黄耆2　を加える。

帰脾湯（きひとう）

黄耆2　人参　白朮　茯苓　酸棗仁　竜眼肉各3　当帰2　生姜3　大棗　遠志各1.5　甘草　木香各1

桔梗湯（ききょうとう）

桔梗2　甘草3

桔梗白散（ききょうはくさん）

桔梗　貝母各3　巴豆1　まず巴豆の外皮を去り、熬《い》ってのち乳鉢で研和して脂のようにし、二味を細末として混和し、一回量0.5を温湯で服用。

橘皮大黄朴硝湯（きっぴだいおうぼくしょうとう）

橘皮　大黄各2　芒硝3　以上一回量。

橘皮竹茹湯（きっぴちくじょとう）

橘皮4　竹茹2　大棗6　生姜6　甘草3　人参1.5

芎黄散（きゅうおうさん）＝**応鐘散**ともいう

大黄1　川芎2

芎帰膠艾湯（きゅうききょうがいとう）

川芎　甘草　艾葉各3　当帰　芍薬各4.5　地黄6　以上を煎じ、滓を去り、阿膠3を加えて再び火にのせ、溶かしてから飲む。

駆風解毒湯（くふうげどくとう）

防風　牛房子各3　荊芥　羌活　甘草各1.5　連翹5　これにさらに桔梗3　石膏5を加えて用いてもよい。

九味檳榔湯（くみびんろうとう）

檳榔4　厚朴　桂枝　橘皮各3　蘇葉1.5　甘草　大黄　木香各1　生姜3　また呉茱萸1　茯苓3を加える。

桂枝去芍薬加麻黄細辛附子湯（けいしきょしゃくやくかまおうさいしんぶしとう）＝**桂姜棗草黄辛附湯**ともいう

桂枝　生姜　大棗各3　甘草　麻黄　細辛各2　附子0.5

桂枝湯（けいしとう）

桂枝　芍薬　大棗　生姜各4　甘草2

桂枝加黄耆湯（けいしかおうぎとう）

桂枝湯に黄耆3　を加える。

桂枝加葛根湯（けいしかかっこんとう）

桂枝湯に葛根6　を加える。

桂枝加厚朴杏仁湯（けいしかこうぼくきょうにんとう）

桂枝湯に厚朴2　杏仁4を加える。

桂枝加芍薬湯（けいしかしゃくやくとう）

桂枝　生姜　大棗各4　甘草2　芍薬6

桂枝加芍薬大黄湯（けいしかしゃくやくだいおうとう）

前方に大黄1　を加える。

桂枝加附子湯（けいしかぶしとう）

桂枝湯に附子0.5　を加える。

桂枝加朮附湯（けいしかじゅつぶとう）

前方に朮4　を加える。

桂枝加竜骨牡蠣湯（けいしかりゅうこつぼれいとう）
桂枝湯に竜骨　牡蠣各3　を加える。

桂枝加苓朮附湯（けいしかりょうじゅつぶとう）
桂枝加朮附湯に茯苓5　を加える。

桂枝甘草湯（けいしかんぞうとう）
桂枝4　甘草2

桂枝甘草竜骨牡蠣湯（けいしかんぞうりゅうこつぼれいとう）
桂枝4　甘草　竜骨　牡蠣各2

桂枝去芍薬加蜀漆竜骨牡蠣救逆湯（けいしきょしゃくやくかしょくしつりゅうこつぼれいきゅうぎゃくとう）
桂枝　生姜　大棗　蜀漆各4　甘草2　牡蠣6　竜骨5

桂枝五物湯（けいしごもつとう）
桂枝　黄芩　地黄各4　茯苓8　桔梗3

桂枝二麻黄一湯（けいしにまおういっとう）
桂枝4.5　芍薬　生姜　大棗各3　麻黄　杏仁各1.5　甘草2.5

桂枝二越婢一湯（けいしにえっぴいっとう）
桂枝　芍薬　甘草　麻黄各2.5　生姜3.5　大棗　石膏各3

桂枝人参湯（けいしにんじんとう）

桂枝4　甘草　朮　人参各3　乾姜2

桂枝茯苓丸（けいしぶくりょうがん）

桂枝　茯苓　牡丹皮　桃仁　芍薬各4　以上の分量比を粉末とし、煉蜜で丸とし、一回3を一日三回服用。

桂枝茯苓湯（けいしぶくりょうとう）

桂枝　茯苓　牡丹皮　桃仁　芍薬各4

桂枝附子湯（けいしぶしとう）

桂枝4　附子0.5　生姜　大棗各3　甘草2

桂枝芍薬知母湯（けいししゃくやくちもとう）

桂枝　知母　防風　生姜　芍薬　麻黄各3　朮4　甘草1.5　附子0.5

桂麻各半湯（けいまかくはんとう）

桂枝3.5　芍薬　生姜　甘草　麻黄　大棗各2　杏仁2.5

啓脾湯（けいひとう）

人参3　白朮　茯苓各4　蓮肉　山薬各3　山査子　陳皮　沢瀉各2　甘草1

香砂六君子湯（こうしゃりっくんしとう）

人参　白朮　茯苓　半夏各3　陳皮　香附子各2　大棗　生姜各1.5　甘草　縮砂　藿香各1

香蘇散（こうそさん）

香附子4　蘇葉1　陳皮2.5　生姜3　甘草1

行和芍薬湯（こうわしゃくやくとう）

芍薬6　当帰　黄連　黄芩各3　大黄2　檳榔　木香　桂枝　甘草各1

牛車腎気丸料（ごしゃじんきがんりょう）

八味丸料（腎気丸料）に牛膝　車前子各3　を加える。

五積散（ごしゃくさん）

蒼朮　陳皮　茯苓　朮　半夏　当帰各2　厚朴　芍薬　川芎　白芷　枳殻　桔梗　乾姜　桂枝

麻黄　大棗　生姜　甘草各1

五虎湯（ごことう）

麻杏甘石湯に桑白皮3　を加える。

五物大黄湯（ごもつだいおうとう）

大黄1　桂枝4.5　地黄6　川芎5　甘草1.5

五淋散（ごりんさん）

芍薬　梔子各2　茯苓6　当帰　甘草　黄芩各3

五苓散（ごれいさん）

沢瀉5　猪苓　茯苓　朮各3　桂枝2　以上の分量比を細末とし、一日三回1.5宛飲む。

五苓湯（ごれいとう）

沢瀉6　猪苓　茯苓　朮各4.5　桂枝2.5

呉茱萸湯（ごしゅゆとう）

呉茱萸3　人参2　大棗　生姜各4

柴陥湯（さいかんとう）

柴胡　半夏各5　黄芩　生姜　大棗　瓜呂実各3　甘草　黄連各1.5　人参2

柴胡加竜骨牡蠣湯（さいこかりゅうこつぼれいとう）

柴胡5　半夏4　茯苓　桂枝各3　黄芩　大棗　生姜　人参　竜骨　牡蠣各2.5　大黄1

柴胡枳桔湯（さいこききつとう）

柴胡5　半夏4　生姜　黄芩　瓜呂実　桔梗各3　甘草1　枳実1.5

柴胡去半夏加瓜呂湯（さいこきょはんげかかろうとう）

柴胡6　人参　黄芩　甘草　大棗　生姜各3　瓜呂根5

柴胡桂枝湯（さいこけいしとう）

柴胡5　半夏4　桂枝2.5　黄芩　人参　芍薬　生姜　大棗各2　甘草1.5

柴胡桂枝乾姜湯（さいこけいしかんきょうとう）

柴胡6　桂枝　瓜呂根　黄芩　牡蠣各3　乾姜　甘草各2

柴胡疎肝散（さいこそかんさん）

柴胡　芍薬各4　枳実3　甘草2　香附子　川芎各3　青皮2　梔子3　乾姜1

柴芍六君子湯（さいしゃくりっくんしとう）

六君子湯に柴胡　芍薬各3　を加える。

柴苓湯（さいれいとう）

小柴胡湯と五苓散を合して一方としたもの。

三黄瀉心湯（さんおうしゃしんとう）

大黄　黄芩　黄連各1　振り出し剤とする場合には、これに熱湯100 mlを加え、三分間煮沸し、滓《かす》を去って服用する。

三味鷓胡菜湯（さんみしゃこさいとう）

海人草3　大黄　甘草各1.5

三物黄芩湯（さんもつおうごんとう）

黄芩　苦参各3　地黄6

酸棗仁湯（さんそうにんとう）

酸棗仁10　知母　川芎各3　茯苓5　甘草1

滋陰降火湯（じいんこうかとう）

当帰　芍薬　地黄　天門冬　麦門冬　陳皮各2.5　朮3　知母　黄柏　甘草各1.5

滋陰至宝湯（じいんしほうとう）

当帰　芍薬　白朮　茯苓　陳皮　柴胡　知母　香附子　地骨皮　麦門冬各3　貝母2　薄荷　甘

草各1

滋腎通耳湯（じじんつうじとう）

当帰　川芎　芍薬　知母　地黄　黄柏　黄芩　柴胡　白芷　香附子各3

滋腎明目湯（じじんめいもくとう）

当帰　川芎　乾地黄　熟地黄　芍薬各3　桔梗　人参　梔子　黄連　白芷　蔓荊子　菊花　甘草

燈心草　細茶各1.5

紫雲膏（しうんこう）

ゴマ油1000ml　当帰　紫根各100　黄蠟380　豚脂25　まずゴマ油を煮て黄蠟、豚脂を入れて溶かし、次に当帰を入れ、終りに紫根を入れ、鮮明な紫赤色になったら布で漉《こ》しておく。冷えると固まる。紫根を入れるときの温度は一四〇度を適当とする。なお夏と冬とでは黄蠟を加減するとよい。

紫円（しえん）

代赭石　赤石脂　巴豆各4　杏仁8　以上を末とし、米糊で丸とし、一回0.3～1を頓服する。

紫根牡蠣湯（しこんぼれいとう）

当帰5　芍薬　川芎　紫根各3　大黄　忍冬各1.5　黄耆2　牡蠣4　升麻　甘草各1

四逆散（しぎゃくさん）

柴胡5　枳実2　芍薬4　甘草1.5

四逆湯（しぎゃくとう）

甘草3　乾姜2　附子0.5〜1

四逆加人参湯（しぎゃくかにんじんとう）

四逆湯に人参2　を加える。

四君子湯（しくんしとう）

人参　白朮　茯苓各4　甘草　生姜　大棗各1.5

四物湯（しもつとう）

当帰　川芎　芍薬　地黄各3

梔子柏皮湯（ししはくひとう）

梔子3　甘草1　黄柏2

七物降下湯（しちもつこうかとう）

当帰　芍薬　川芎　地黄各3　釣藤4　黄耆3　黄柏2

実脾飲（じっぴいん）

分消湯の枳実を枳殻に代えたもの。

炙甘草湯（しゃかんぞうとう）

炙甘草　生姜　桂枝　麻子仁　大棗　人参各3　地黄　麦門冬各6　阿膠2

赤石脂丸（しゃくせきしがん）

烏頭《うず》赤石丸に同じ。

芍薬甘草湯（しゃくやくかんぞうとう）

芍薬　甘草各3

芍薬甘草附子湯（しゃくやくかんぞうぶしとう）

芍薬　甘草各3　附子0.5

芍薬湯（しゃくやくとう）

芍薬4　黄芩　当帰　黄連各2　甘草　木香　枳殻　大黄　檳榔各1

瀉心湯（しゃしんとう）

三黄瀉心湯に同じ。

十全大補湯（じゅぜんだいほとう）

人参　黄耆各2.5　白朮　当帰　茯苓　地黄各3.5　川芎　芍薬　桂枝各3　甘草1

十味敗毒湯（じゅうみはいどくとう）

柴胡　樸樕（桜皮を用いてもよい）　桔梗　川芎　茯苓各3　独活　防風各2　甘草　生姜　荊芥各1　また連翹2を加える。

十六味流気飲（じゅうろくみりゅうきいん）

当帰　川芎　芍薬　桂枝　人参　桔梗各3　白芷　黄耆　木香　烏薬　厚朴　枳殻　檳榔　防風　蘇葉　甘草各2

潤腸湯（じゅんちょうとう）

当帰　熟地黄　乾地黄各3　麻子仁　桃仁　杏仁　枳殻　厚朴　黄芩　大黄各2　甘草1.5

消石大円（しょうせきだいえん）

消石6　大黄8　人参　甘草各2　当帰1　以上を米糊で丸とし、一回量1.5を用いる。

消風散（しょうふうさん）

当帰　地黄　石膏各3　知母　胡麻各1.5　蒼朮　牛房子　防風　木通各2　甘草　蟬退　苦参　荊芥各1

小陥胸湯（しょうかんきょうとう）

黄連1.5　瓜呂実3　半夏6

小建中湯（しょうけんちゅうとう）

桂枝　生姜　大棗各4　芍薬6　甘草2　以上をまず煎じ、滓《かす》を去り、膠飴20を加え、再び火にのせ、五分間煮沸して止め、これを温服する。

小柴胡湯（しょうさいことう）

柴胡7　半夏5　生姜4　黄芩　大棗　人参各3　甘草2

小柴胡湯加桔梗石膏（しょうさいことうかききょうせっこう）

小柴胡湯に桔梗3　石膏10　を加える。

小柴胡湯合半夏厚朴湯（しょうさいことうごうはんげこうぼくとう）

小柴胡湯と半夏厚朴湯を合して一つの薬方としたもの。

小承気湯（しょうじょうきとう）

大黄　枳実各2　厚朴3

小青竜湯（しょうせいりゅうとう）

麻黄　芍薬　乾姜　甘草　桂枝　細辛　五味子各3　半夏6

小半夏加茯苓湯（しょうはんげかぶくりょうとう）

半夏　生姜　伏苓各5

生姜瀉心湯（しょうきょうしゃしんとう）

半夏瀉心湯から乾姜1を減じ、生姜2を加える。

升麻葛根湯（しょうまかっこんとう）

葛根5　升麻　生姜各2　芍薬3　甘草1.5

逍遥散（しょうようさん）

当帰　芍薬　柴胡　朮　茯苓各3　生姜2　甘草1.5　薄荷1

辛夷清肺湯（しんいせいはいとう）

辛夷2　知母　百合　黄芩　梔子各3　麦門冬　石膏各5　升麻1　枇杷葉2

神秘湯（しんぴとう）

麻黄5　杏仁4　厚朴3　陳皮　甘草　柴胡各2　蘇葉1.5

真武湯（しんぶとう）

茯苓5　芍薬　生姜　朮各3　附子0.5

参苓白朮散（じんりょうびゃくじゅつさん）

人参3　白朮　茯苓各4　山薬　扁豆　蓮肉各3　桔梗2.5　薏苡仁8　縮砂2　甘草1.5　以上を細末とし、2宛一日三回飲む。

清胃瀉火湯（せいいしゃかとう）

連翹　桔梗　黄芩　梔子　地黄　葛根各2　黄連　玄参　升麻　薄荷　甘草各1

清暑益気湯（せいしょえっきとう）

人参　白朮　麦門冬　当帰　黄耆各3　五味子　陳皮　黄柏各2

清湿化痰湯（せいしつけたんとう）

天南星　黄芩　生姜各3　半夏　茯苓　蒼朮各4　陳皮2　羌活　白芷　白芥子　甘草各1.5

清上蠲痛湯（せいじょうけんつうとう）

麦門冬5　黄芩4　羌活　独活　防風　白朮　当帰　川芎　白芷各3　蔓荊子　菊花各2　細辛甘草各1

清上防風湯（せいじょうぼうふうとう）

荊芥　黄連　薄荷　枳実　甘草各1.5　梔子　川芎　黄芩　連翹　白芷　桔梗　防風各2

清心連子飲（せいしんれんしいん）

蓮肉　麦門冬　茯苓各4　人参　車前子　黄芩各3　黄耆　地骨皮各2　甘草1.5

清熱解鬱湯（せいねつげうつとう）

梔子　蒼朮各3　川芎　香附子　陳皮各2　黄連　甘草　枳殻各1　乾姜　生姜各0.5

清熱補気湯（せいねつほきとう）

人参　当帰　芍薬　麦門冬各3　朮　茯苓各3.5　升麻　五味子　玄参　甘草各1

清熱補血湯（せいねつほけつとう）

当帰　芍薬　川芎　地黄　麦門冬各3　玄参　知母　黄柏　柴胡　牡丹皮　五味子各1.5

清肺湯（せいはいとう）

黄芩　桔梗　陳皮　桑白皮　貝母　杏仁　梔子　天門冬　大棗　竹茹各2　茯苓　当帰　麦門冬各3　五味子　生姜各0.5　甘草1

折衝飲（せっしょういん）

牡丹皮　川芎　芍薬　桂枝各3　桃仁　当帰各5　延胡索　牛膝各2　紅花1

喘四君子湯（ぜんしくんしとう）

人参　厚朴　蘇子　陳皮各2　茯苓　当帰　朮各4　縮砂　木香　沈香　甘草各1　桑白皮1.5

銭氏白朮散（せんしびゃくじゅつさん）

人参3　朮　茯苓　葛根各4　藿香　木香　甘草各1

旋覆花代赭石湯（せんぷくかたいしゃせきとう）

旋覆花　大棗　代赭石各3　甘草　人参各2　半夏5　生姜4

増損木防已湯（ぞうそんもくぼういとう）
木防已湯に蘇子5　桑白皮　生姜各3　を加える。

疎経活血湯（そけいかっけつとう）
当帰　地黄　蒼朮　川芎　桃仁　茯苓各2　芍薬2.5　牛膝　威霊仙　防已　羌活　防風　竜胆
生姜　陳皮各1.5　白芷　甘草各1

蘇子降気湯（そしこうきとう）
蘇子3　半夏4　陳皮　厚朴　前胡　桂枝　当帰各2.5　大棗　生姜各1.5　甘草1

続命湯（ぞくめいとう）
杏仁4　麻黄　桂枝　人参　当帰各3　川芎　乾姜　甘草各2　石膏6

大黄甘草湯（だいおうかんぞうとう）
大黄4　甘草1

大黄附子湯（だいおうぶしとう）
大黄1　附子0.5　細辛2

大黄牡丹皮湯（だいおうぼたんぴとう）
大黄3　牡丹皮　桃仁　芒硝各4　瓜子6

大建中湯（だいけんちゅうとう）
蜀椒2　乾姜5　人参3　以上を煎じ、滓《かす》を去り、膠飴20　を入れ、再び火にのせて五分間煮沸し、それを三回に分けて温服する。

大柴胡湯（だいさいことう）

柴胡6　半夏　生姜各4　黄芩　芍薬　大棗各3　枳実2　大黄1

大承気湯（だいじょうきとう）

大黄　枳実　芒硝各2　厚朴5

大青竜湯（だいせいりゅうとう）

麻黄6　杏仁5　桂枝　生姜　大棗各3　甘草2　石膏10

大半夏湯（だいはんげとう）

半夏7　人参3　蜂蜜20

大防風湯（だいぼうふうとう）

当帰　芍薬　地黄　黄耆　防風　杜仲　朮各3　川芎2　人参　羌活　牛膝　甘草　生姜　大棗各1.5　附子0.5

大続命湯（だいぞくめいとう）

続命湯に同じ。

托裏消毒飲（たくりしょうどくいん）

人参　川芎　桔梗　白朮　芍薬各3　当帰　茯苓各5　白芷1　皂角2　黄耆　金銀花各1.5　甘草1

竹筎温胆湯（ちくじょうんたんとう）
柴胡　竹筎　茯苓　麦門冬　生姜各3　半夏5　香附子　桔梗　陳皮　枳実各2　黄連　甘草　人参各1

竹葉石膏湯（ちくようせっこうとう）
竹葉　甘草各2　石膏10　粳米　麦門冬各6　半夏4　人参3

治頭瘡一方（ちずそういっぽう）＝**大芎黄湯**ともいう
連翹　蒼朮　川芎各3　防風　忍冬各2　荊芥　甘草　紅花各1　大黄0.5

中黄膏（ちゅうおうこう）
ゴマ油1000ml　黄蠟380　宇金40　黄柏20　まずゴマ油をよく煮て水分を去り、黄蠟を溶かして布で濾し、やや冷えたところで、宇金《うこん》と黄柏の細末を徐々に投下しながら、かきまぜて固める。

調胃承気湯（ちょういじょうきとう）
大黄2　甘草　芒硝各1

釣藤散（ちょうとうさん）
釣藤　橘皮　半夏　麦門冬　茯苓各3　人参　菊花　防風各2　石膏5　甘草　生姜各1

腸廱湯（ちょうようとう）
薏苡仁9　瓜子6　桃仁5　牡丹皮4

猪苓湯（ちょれいとう）

猪苓　茯苓　滑石　沢瀉各3　以上を煎じ、滓《かす》を去り、阿膠3　を入れて再び火にのせ、よく溶かして火から下して飲む。

桃核承気湯（とうかくじょうきとう）

桃仁5　桂枝4　芒硝2　大黄3　甘草1.5

当帰飲子（とうきいんし）

当帰5　芍薬　川芎　蒺梨子　防風各3　地黄4　荊芥　黄耆各1.5　何首烏2　甘草1

当帰湯（とうきとう）

当帰　半夏各5　芍薬　厚朴　桂枝　人参各3　乾姜　黄耆　蜀椒各1.5　甘草1

当帰建中湯（とうきけんちゅうとう）

当帰　桂枝　生姜　大棗各4　芍薬6　甘草2

当帰四逆湯（とうきしぎゃくとう）

当帰　桂枝　芍薬　木通各3　細辛　甘草各2　大棗5

当帰四逆加呉茱萸生姜湯（とうきしぎゃくかごしゅゆしょうきょうとう）

前方に呉茱萸2　生姜4　を加える。

当帰芍薬散（とうきしゃくやくさん）

当帰　川芎各3　芍薬　茯苓　朮　沢瀉各4

当帰拈痛湯（とうきねんつうとう）

当帰　知母　羌活　茵蔯　黄芩　白朮　猪苓　沢瀉各2.5　蒼朮　防風　葛根　人参各2　苦参
升麻　甘草各1

当帰白朮湯（とうきびゃくじゅつとう）

白朮　茯苓　当帰　杏仁　半夏各4　猪苓2.5　茵蔯　枳実各1.5　前胡3　甘草1

独参湯（どくじんとう）

人参8

禿癬散（とくせんさん）

雄黄2　硫黄4　胆礬1　大黄3　以上の分量比を細末とし、ハマグリの貝殻の中に入れ、酢で泥状にねって患部に塗る。一日数回。

頓嗽湯（とんそうとう）

柴胡5　桔梗　黄芩　桑白皮各2.5　梔子　甘草各1　石膏5

内托散（ないたくさん）

人参2.5　黄耆　川芎　防風　桔梗　厚朴　桂枝各2　当帰3　白芷　甘草各1

二仙湯（にせんとう）

黄芩　芍薬各3

二陳湯（にちんとう）

半夏　茯苓各5　陳皮4　甘草1　生姜3

二朮湯（にじゅつとう）
白朮　茯苓　陳皮　天南星　香附子　黄芩　威霊山　羌活各2.5　半夏4　蒼朮3　甘草　生姜各1

女神散（にょしんさん）
当帰　川芎　白朮　香附子各3　桂枝　人参　黄芩　檳榔各2　黄連　木香　甘草各1.5　丁香　大黄各0.5

人参湯（にんじんとう）
人参　甘草　朮　乾姜各3

排膿散（はいのうさん）
枳実　芍薬各3　桔梗1

白雲膏（はくうんこう）
ゴマ油100ml　白蠟380　ヤシ油　軽粉　樟脳各7.5　まずゴマ油を煮て水分を蒸発させ、次に白蠟を入れて溶解させてから布で漉《こ》し、熱いうちにヤシ油、軽粉、樟脳を入れてよくかきまぜ、やや凝固して白壁の色の程度にする。

伯州散（はくしゅうさん）
津蟹　反鼻　鹿角　以上を各別々に黒焼にして混和し、一日三回1宛服用。

麦門冬湯（ばくもんどうとう）
麦門冬10　半夏　粳米各5　大棗3　人参　甘草各2

麦門冬飲子（ばくもんどういんし）
麦門冬7　人参　瓜呂根各2　知母　葛根各3　地黄4　茯苓6　五味子　甘草　竹葉各1

八味丸（はちみがん）＝**八味地黄丸**とも**腎気丸**ともいう
地黄8　山茱萸　山薬各4　沢瀉　茯苓　牡丹皮各3　桂枝　附子各1　以上の分量比を粉末にし、煉蜜で丸とし、一日三回2宛飲む。

八味地黄丸料（はちみじおうがんりょう）
地黄5　山茱萸　山薬　沢瀉　茯苓　牡丹皮各3　桂枝　附子各1

八味帯下方（はちみたいげほう）
当帰5　川芎　茯苓　木通各3　陳皮2　山帰来4　金銀花　大黄各1

半夏苦酒湯（はんげくしゅとう）
卵殻中の内容を去り、その中へ半夏2　を入れ、それに二〜三倍にうすめた酢を加えて八分目に満たし、これを火にかけて沸騰させて半夏を去り、半個分の卵白を加えて再び沸騰させ、冷えてのち少しずつ含みながら飲む。

半夏厚朴湯（はんげこうぼくとう）
半夏6　茯苓5　生姜4　厚朴3　蘇葉2

半夏瀉心湯（はんげしゃしんとう）
半夏5　黄芩　乾姜　人参　甘草　大棗各2.5　黄連1

半夏白朮天麻湯（はんげびゃくじゅつてんまとう）
半夏　白朮　蒼朮　陳皮　茯苓各3　麦芽　天麻　生姜　神麹各2　黄耆　人参　沢瀉各1.5　黄柏　乾姜各1

反鼻交感丹料（はんびこうかんたんりょう）
茯苓5　香附子3　反鼻2　乾姜1.5

百合固金湯（ひゃくごうこきんとう）
百合　当帰　地黄各4　芍薬　貝母　玄参各3　桔梗2　甘草1.5　麦門冬6

白虎湯（びゃくことう）
知母5　粳米8　石膏15　甘草2

白虎加桂枝湯（びゃくこかけいしとう）
白虎湯に桂枝4　を加える。

白虎加人参湯（びゃくこかにんじんとう）
白虎湯に人参3　を加える。

不換金正気散（ふかんきんしょうきさん）
蒼朮　厚朴　陳皮　大棗　生姜各3　半夏6　甘草1.5　藿香1

茯苓飲（ぶくりょういん）
茯苓5　朮4　人参　生姜　陳皮各3　枳実1.5

茯苓甘草湯（ぶくりょうかんぞうとう）
茯苓6　桂枝4　生姜3　甘草1
茯苓杏仁甘草湯（ぶくりょうきょうにんかんぞうとう）
茯苓6　杏仁4　甘草1
茯苓沢瀉湯（ぶくりょうたくしゃとう）
伏苓　沢瀉各4　朮　生姜各3　桂枝2　甘草1.5
附子湯（ぶしとう）
附子0.5　茯苓　芍薬各4　朮5　人参3
附子理中湯（ぶしりちゅうとう）
理中湯（人参湯）に附子0.5を加える。
分消湯（ぶんしょうとう）
蒼朮　茯苓　白朮各2.5　陳皮　厚朴　香附子　猪苓　沢瀉各2　枳実　大腹皮　縮砂　木香　生姜　燈心草各1
分心気飲（ぶんしんきいん）
桂枝　芍薬　木通　半夏　甘草　大棗　生姜　燈心草各1.5　桑白皮　青皮　陳皮　大腹皮　羌活　茯苓　紫蘇各2
平胃散（へいいさん）

蒼朮　厚朴　陳皮各3　生姜　大棗各2　甘草1

変製心気飲（へんせいしんきいん）

桂枝　檳榔各2.5　伏苓　半夏各5　木通3　蘇子　別甲　枳実各2　桑白皮　甘草　呉茱萸各1

防已黄耆湯（ぼういおうぎとう）

防已　黄耆各5　朮　生姜　大棗各3　甘草1.5

防風通聖散（ぼうふうつうしょうさん）

当帰　芍薬　川芎　梔子　連翹　薄荷　生姜　荊芥　防風　麻黄各1.2　大黄　芒硝各1.5　桔梗

白朮　甘草　黄芩　石膏各2　滑石3

補陰湯（ほいんとう）

人参　芍薬　乾地黄　熟地黄　陳皮　牛膝　破胡紙　杜仲各2　当帰　茯苓各3　茴香　知母

黄柏　甘草各1

補中益気湯（ほちゅうえっきとう）

黄耆　人参　朮各4　当帰3　陳皮　生姜　大棗　柴胡各2　甘草1.5　升麻1

補中治湿湯（ほちゅうじしつとう）

人参　朮　茯苓　橘皮　麦門冬　当帰　木通　黄芩　厚朴各3　升麻1

奔豚湯（ほんとんとう）

葛根　李根皮各5　生姜　半夏各4　甘草　川芎　当帰　黄芩　芍薬各2

麻黄湯（まおうとう）

麻黄　杏仁各5　桂枝4　甘草1.5

麻黄附子細辛湯（まおうぶしさいしんとう）

麻黄4　細辛3　附子0.5

麻黄連軺赤小豆湯（まおうれんしょうしゃくしょうずとう）

麻黄　連翹　生姜　大棗　桑白皮各3　杏仁4　赤小豆10　甘草1

麻杏甘石湯（まきょうかんせきとう）

麻黄　杏仁各4　甘草2　石膏10

麻杏薏甘湯（まきょうよくかんとう）

麻黄4　杏仁3　薏苡仁10　甘草2

麻子仁丸（ましにんがん）

麻子仁5　芍薬　枳実　厚朴各2　大黄4　杏仁2　以上の分量比を粉末とし、煉蜜で丸とし、一回量2　を服用する。

木防已湯（もくぼういとう）

木防已4　石膏10　桂枝　人参各3

楊柏散（ようはくさん）

楊梅皮　黄柏各2　蜀椒1　以上の分量比を細末として混和し、うすい酢で泥状に錬《ね》って患部に塗る。酢でかぶれる人は小麦粉を加え、水で錬《ね》って用いるとよい。

薏苡仁湯（よくいにんとう）

麻黄　当帰　朮各4　薏苡仁8　桂枝　芍薬各3　甘草2

薏苡附子敗醤散（よくいぶしはいしょうさん）

薏苡仁10　敗醤3　附子0.5

抑肝散（よくかんさん）

当帰　釣藤　川芎各3　朮　茯苓各4　柴胡2　甘草1.5

抑肝散加陳皮半夏（よくかんさんかちんぴはんげ）

抑肝散に陳皮3　半夏5　を加える。

抑肝扶脾散（よくかんふひさん）

人参　朮　茯苓各2　竜胆　白芥子各1　山査子　陳皮　青皮　神麹各2　胡黄連　黄連　柴胡　甘草各1

利膈湯（りかくとう）

半夏8　附子0.5　梔子3

理中湯（りちゅうとう）

人参湯に同じ。

六君子湯（りっくんしとう）

人参　白朮　茯苓　半夏各4　陳皮　生姜　大棗各2　甘草1

竜骨湯（りゅうこつとう）

竜骨3　茯苓4　桂枝　遠志　麦門冬　牡蠣各3　甘草1.5　生姜1

竜胆瀉肝湯（りゅうたんしゃかんとう）

車前子　黄芩　沢瀉各3　木通　地黄　当帰各5　梔子　甘草　竜胆各1

立効散（りっこうさん）

細辛　升麻　防風各2　甘草1.5　竜胆1

涼膈散（りょうかくさん）

薄荷　大黄各1　甘草1.5　連翹5　芒硝　桔梗　黄芩各3　梔子2

苓甘姜味辛夏仁湯（りょうかんきょうみしんげにんとう）

茯苓　半夏　杏仁各4　五味子3　甘草　乾姜　細辛各2

苓姜朮甘湯（りょうきょうじゅつかんとう）

茯苓6　乾姜　白朮各3　甘草2

苓桂朮甘湯（りょうけいじゅつかんとう）

茯苓6　桂枝4　白朮3　甘草2

苓桂甘棗湯（りょうけいかんそうとう）

茯苓6　桂枝　大棗各4　甘草2

苓桂味甘湯（りょうけいみかんとう）

茯苓6　桂枝4　五味子3　甘草2

良枳湯（りょうきとう）

茯苓　半夏各6　桂枝　大棗各4　甘草2　良姜1　枳実2

連珠飲（れんじゅいん）

四物湯と苓桂朮甘湯を合して一つの薬方としたもの。

薬物集（五十音順）

〔1〕この章には、日常一般的に用いる漢薬約百八十種を選んで、これを五十音順に列記し、その原基となる材料と、薬効を簡単に記した。
〔2〕漢薬には、にせものや不良品が非常に多いので、これの鑑別にも触れなければならないが、あまりに専門にわたるので、ここでは省略した。
〔3〕漢薬のカビを防ぐには、風通しのよいところにおいて、よく乾燥する必要がある。あるいは乾燥剤を用いて、湿気を防ぐのもよい。虫の害を防ぐには二酸化炭素を用いるのがよい。

阿膠《あきょう》＝〔原〕牛、ロバなどの皮から作ったニカワ。〔効〕止血。鎮咳の効ある強壮剤。
硫黄《いおう》＝〔原〕天然の硫黄。〔効〕緩下作用。皮膚病に外用として用いる。
威霊仙《いれいせん》＝〔原〕テッセンの根。〔効〕神経痛、リウマチの痛みを治し、利尿の効がある。
茵蔯《いんちん》＝〔原〕カワラヨモギの葉または果実。〔効〕口渇を止め、尿利を増し、黄疸を治する。
茴香《ういきょう》＝〔原〕ウイキョウの果実。〔効〕健胃整腸の効があり、ガスによる疝痛を治する。
宇金《うこん》＝〔原〕ウコンの根茎。〔効〕炎症を治する効があり、主として皮膚病に用いる。

烏梅《うばい》＝〔原〕青梅を煤煙中で燻《くん》じたもの。〔効〕蛔虫による腹痛、嘔吐、煩躁を治する。

烏頭《うず》＝〔原〕トリカブトの母根。〔効〕附子に同じ。

烏薬《うやく》＝〔原〕中国産クスノキ科のウヤクの根。〔効〕芳香健胃、鎮痛、整腸。

延胡索《えんごさく》＝〔原〕エンゴサクの塊茎。〔効〕腹痛、特に婦人病による腹痛に用い、通経の効がある。

鼴鼠《えんそ》＝〔原〕モグラの全体。〔効〕黒焼として、内服し、強壮興奮剤で、肉芽の発生を促す。

黄耆《おうぎ》＝〔原〕中国産マメ科植物の根。〔効〕強壮剤で、皮膚の栄養をよくし、血圧降下の作用がある。

黄芩《おうごん》＝〔原〕コガネバナの根。〔効〕炎症、充血を去る効があり、特に胃腸カタルに用いる。

黄土《おうど》＝〔原〕カマドの焼土。〔効〕嘔吐を止め、出血を治し、利尿の効がある。

黄柏《おうばく》＝〔原〕キワダの樹皮。〔効〕健胃整腸消炎の効があり、内服、外用ともに用いる。

黄連《おうれん》＝〔原〕オウレンの根茎。〔効〕鎮静、消炎、止血、健胃の効がある。

黄蠟《おうろう》＝蜜蠟の別名。

桜皮《おうひ》＝〔原〕サクラの樹皮。〔効〕湿疹、蕁麻疹などの皮膚病に用い、下痢を止める効もある。

遠志《おんじ》＝〔原〕イトヒメハギの根。〔効〕鎮静。神経の強壮剤。

芥子《かいし》＝〔原〕カラシナの種子。〔効〕健胃剤として内服し、また湿布剤として用いる。

艾葉《がいよう》＝〔原〕ヨモギのワカ葉。〔効〕止血、強壮、補血の効がある。

夏枯草《かごそう》＝〔原〕ウツボグサの花穂。〔効〕消炎、利尿の効があり、ルイレキなどの腫物に用いる。

海人草《かいにんそう》＝鷓鴣菜《しゃこさい》の別名。

瓜子《かし》＝〔原〕トウガの種子。〔効〕消炎、利尿の効があり、排膿の作用もある。

何首烏《かしゅう》＝〔原〕ツルドクダミの根。〔効〕強壮、強精の効がある。

藿香《かっこう》＝〔原〕カワミドリの葉茎。〔効〕健胃剤で、食をすすめ、嘔吐を止める。

葛根《かっこん》＝〔原〕クズの根。〔効〕発汗、解熱の作用があり、肩背のこりをとく効がある。

滑石《かっせき》＝〔原〕天然の含水珪酸マグネシウム。〔効〕尿利を円滑にし、膀胱、尿道の疾患に用いる。

瓜蒂《かてい》＝〔原〕マクワウリのヘタおよび果梗。〔効〕催吐剤。

瓜《か》（括）呂根《ろうこん》＝〔原〕キカラスウリの根。〔効〕下熱、強壮の他に口渇を治する作用がある。

瓜《か》（括）呂実《ろうじつ》（仁）＝〔原〕キカラスウリの種子。〔効〕鎮咳、去痰、鎮痛の効がある。

乾姜《かんきょう》＝〔原〕ショウガの根茎を乾燥したもの。〔効〕健胃、鎮嘔ならびに手足の厥冷を治する。

甘草《かんぞう》＝〔原〕カンゾウの根。〔効〕鎮痛、解毒、緩和包摂の作用があり、また不快な臭味を消す矯味剤として用いる。

乾地黄《かんじおう》＝〔原〕ジオウの根を乾かしたもの。〔効〕地黄に同じ。

桔梗《ききょう》＝〔原〕キキョウの根。〔効〕去痰と排膿の作用があり、特に咽痛にはしばしば用いる。

菊花《きくか》＝〔原〕食用に用いる黄色の菊の花。〔効〕鎮静の効があり、眼疾および頭痛に用いる。

枳殻《きこく》＝〔原〕ミカン科のミカンまたはナツミカンの果皮。〔効〕枳実に同じ。

枳実《きじつ》＝〔原〕日本では、ダイダイまたはミカンの未熟果で代用。〔効〕健胃鎮痛の効があり、胸腹の膨満を治する。

橘《きつ》皮《ひ》＝〔原〕熟したミカンの果皮。〔効〕健胃、鎮咳、鎮嘔の作用がある。

亀《き》板《ばん》＝〔原〕イシガメの亀甲。〔効〕補血強壮剤。

羌《きょう》（独）活《かつ》＝〔原〕ウドの幼根。〔効〕発汗、鎮痛剤。

杏　仁《きょうにん》＝〔原〕アンズの種の中の仁。〔効〕鎮痛、治喘咳、利尿の効がある。

金銀《きんぎん》花《か》＝〔原〕スイカズラの花。〔効〕解毒の効があり、膿瘍、腫物に用いる。

苦《く》参《じん》＝〔原〕クララの根。〔効〕消炎利尿の効があり、黄疸を治し、皮膚病、腫物に用いる。

荊芥《けいがい》＝〔原〕シソ科のアリタソウの花穂。〔効〕発汗、下熱、解毒の効がある。

桂《けい》枝《し》＝〔原〕南中国産のクスノキ科植物の枝の皮。〔効〕強壮、興奮、鎮痛、健胃、整腸の効がある。

決明《けつめい》子《し》＝〔原〕エビスグサの種子。〔効〕強壮、緩下剤で、眼疾に多く用いる。

牽牛《けんご》子《し》＝〔原〕アサガオの種子。〔効〕利尿、瀉下、鎮痛の効がある。

玄参《げんじん》＝〔原〕ゴマノハグサの根。〔効〕消炎作用があり、眼疾、腫物に多く用いる。

膠《こう》飴《い》＝〔原〕米を蒸して麦芽で作ったアメ。〔効〕滋養強壮剤。

紅《こう》花《か》＝〔原〕ベニバナの花弁。〔効〕血液を清浄にする効があり、婦人病に用いられる。

香附《こうぶ》子《し》＝〔原〕ハマスゲの塊茎。〔効〕神経症、月経不順、頭痛などに用いる。

粳米《こうべい》＝〔原〕ウルチ米の玄米。〔効〕滋養清涼の効がある。

胡黄連《こおうれん》＝〔原〕中国産のゴマノハグサ科のゴマノハグサの根。〔効〕消炎、健胃、解熱。

厚朴《こうぼく》＝〔原〕日本ではホオの木の樹皮で代用する。〔効〕気分を明るくし、筋の痙攣《けいれん》を治する。

藁本《こうほん》＝〔原〕カサモチの根茎。〔効〕頭痛を治し、下痢を止め、胃腸内のガスを去る。

牛膝《ごしつ》＝〔原〕イノコヅチの根。〔効〕筋肉、関節を丈夫にして痛を去り、強精、通経の効がある。

呉茱萸《ごしゅゆ》＝〔原〕ゴシュユの果実。〔効〕健胃剤で、嘔吐を止め、頭痛を治し、気の上衝《じょうしょう》を治する。

牛黄《ごおう》＝〔原〕牛の胆嚢内にできた凝結物。〔効〕鎮静、解毒、強心の効がある。

牛房《ごぼう》（旁）子《し》＝〔原〕ゴボウの種子。〔効〕消炎、解毒の効があり、化膿性腫物、皮膚病に用いる。

胡麻《ごま》＝〔原〕ゴマの種子。〔効〕滋養強壮。

五味子《ごみし》＝〔原〕チョウセンゴミシの果実。〔効〕強精、強壮の効ある鎮咳剤。

犀角《さいかく》＝〔原〕犀の角。〔効〕解毒、止血、鎮静、下熱剤。

柴胡《さいこ》＝〔原〕ミシマサイコの根。〔効〕肝臓の機能を調整し、解毒、下熱、鎮静の効がある。

細辛《さいしん》＝〔原〕ウスバサイシンの根。〔効〕頭痛、関節痛、鼻閉塞を治し、鎮咳の効がある。

山査子《さんざし》＝〔原〕サンザシの果実。〔効〕消化を助け、腹痛を治し、下痢を止める。

山帰来《さんきらい》＝土茯苓の別名。

山茱萸《さんしゅゆ》＝〔原〕サンシュユの果実。〔効〕強精の効があり、腰部の脱力、疼痛を治する。

山豆根《さんずこん》＝〔原〕コマツナギまたは、ミヤマトベラの根で代用。〔効〕咽痛を治する。内服または含嗽《うがい》。

酸棗仁《さんそうにん》＝〔原〕サネブトナツメの種子。〔効〕神経の強壮剤で不眠、多眠を治し、盗汗を治する。

山薬《さんやく》＝〔原〕ヤマノイモの根。〔効〕強壮、強精、鎮静、下熱の効があり、下痢を止める。

紫根《しこん》＝〔原〕ムラサキの根。〔効〕解毒、利尿の効があり、外用薬として肉芽の発生を促進する。

地黄《じおう》＝〔原〕アカヤジオウの根茎。〔効〕強壮、強精、補血、鎮痛の効がある。

地骨皮《じこっぴ》＝〔原〕クコの根の皮。〔効〕下熱、強精、強壮剤。

梔子《しし》＝〔原〕クチナシの果実。〔効〕消炎、利尿、鎮痛、鎮静、止血の効がある。

紫蘇《しそ》＝蘇葉に同じ。

疾梨子《しつりし》＝〔原〕ハマビシの果実。〔効〕駆瘀血剤で利尿の効があり、皮膚病、眼疾に用いる。

柿蒂《してい》＝〔原〕柿のヘタ。〔効〕吃逆、嘔吐、噯気を治する効がある。

赤小豆《しゃくしょうず》＝〔原〕アズキの種子。〔効〕解毒、利尿、緩下の効があり、排膿の作用がある。

赤石脂《しゃくせきし》＝〔原〕酸化鉄を含む陶土。〔効〕収斂作用があり、出血を治し、下痢を止める。

芍薬《しゃくやく》＝〔原〕シャクヤクの根。〔効〕筋肉の緊張、弛緩を調整し、鬱血を去り、腹痛、下痢を治する。

麝香《じゃこう》＝〔原〕ジャコウジカの麝嚢《じゃのう》の内容物。〔効〕鎮静、鎮痙、解毒、強心の効がある。

鷓胡菜《しゃこさい》＝〔原〕マクリの全草。〔効〕蛔虫を駆除する効がある。

蛇床子《じゃじょうし》＝〔原〕中国産オカゼリの果実。和産のものはヤブジラミの果実で無効。〔効〕収斂性消炎剤。

車前子《しゃぜんし》＝〔原〕オオバコの種子。〔効〕消炎利尿剤で、眼疾、膀胱炎などに用いる。

䗪虫《しゃちゅう》＝〔原〕サツマゴキブリの雌虫。〔効〕瘀血を去る効があり、丸薬として用いる。

蕺菜《じゅうさい》＝〔原〕ドクダミの全草。〔効〕消炎、解毒、利尿、血圧降下の作用がある。皮膚病に外用する。

縮砂《しゅくしゃ》＝〔原〕東インド産ショウガ科植物の種子。〔効〕健胃、鎮痛の効がある。不良代用品に注意。

熟地《じゅくじ》黄《おう》＝〔原〕ジオウの根を蒸して乾かしたもの。〔効〕地黄に同じ。

朮《じゅつ》＝〔原〕オケラの根。〔効〕健胃、鎮痛、利尿の効があり、漢方で水毒と呼ぶ症状に用いる。

棕梠葉《しゅろよう》＝〔原〕シュロの葉。〔効〕利尿剤で、脳溢血、高血圧症に用いる。

青皮《しょうひ》＝〔原〕ミカンの未熟果の皮。〔効〕健胃、鎮咳の他に腫物に用いられる。

生姜《しょうきょう》＝〔原〕ショウガの生の根。〔効〕健胃、鎮嘔、吃逆などに用い、矯味の効がある。

松脂《しょうし》＝〔原〕松の樹脂。〔効〕消炎剤、主として膏薬に用いる。

消石《しょうせき》＝〔原〕硝酸カリウム。〔効〕消炎、利尿剤。

小麦《しょうばく》＝〔原〕コムギの種子。〔効〕強壮、消炎、鎮静の効があり、盗汗を治する。

升麻《しょうま》＝〔原〕サラシナショウマの根茎。〔効〕解毒、鎮痛、特に口内の疾病に用いる。

蜀椒《しょくしょう》＝〔原〕サンショウの果実の穀。〔効〕腹痛を治し、ガスの排出をよくし、蛔虫を駆除する。

蜀漆《しょくしつ》＝〔原〕中国産ユキノシタ科のジクロアの茎葉。〔効〕解熱、催吐。

薯蕷《しょよ》＝山薬に同じ。

辛夷《しんい》＝〔原〕コブシの花蕾。〔効〕副鼻腔炎その他の鼻疾患に用いる。

津蟹《しんかい》＝〔原〕モクズガニの全体。〔効〕強壮剤で膿を排泄し、肉芽の発生を促す。黒焼として用いる。

神麹《しんきく》＝〔原〕米の麹。〔効〕消化剤。

秦艽《じんぎょう》＝〔原〕中国産のもの、原植物未詳。日本では白頭翁で代用するが無効。〔効〕下熱剤。

沈香《じんこう》＝〔原〕インド産ジンチョウゲ科植物の樹脂に富む木部。〔効〕鎮静剤。

鍼砂《しんしゃ》＝〔原〕鋼鉄のヤスリ屑。〔効〕鎮静補血強壮剤。

水蛭《すいしつ》＝〔原〕ヒルを乾燥したもの。〔効〕駆瘀血剤で、凝血を溶解する作用がある。

石決明《せっけつめい》＝〔原〕アワビの貝殻。〔効〕強壮、強精剤で、眼疾によく用いられる。

石膏《せっこう》＝〔原〕軟石膏で天然の含水硫酸カルシウム。〔効〕鎮静、消炎、下熱の効がある。

石斛《せっこく》＝〔原〕ラン科のセッコクの全草。〔効〕解熱、鎮痛、強壮。

川芎《せんきゅう》＝〔原〕センキュウの根茎。〔効〕補血、強壮、鎮静の効がある。

川楝子《せんれんし》＝〔原〕センダンの果実。〔効〕鎮痛剤で、いわゆる疝痛に用いる。

前胡《ぜんこ》＝〔原〕ノダケの根。〔効〕下熱、鎮咳、去痰剤。

蟾酥《せんそ》＝〔原〕ヒキガエルの皮腺からの分泌物。〔効〕強心剤。外用して局所麻酔の効がある。

蝉退《せんたい》＝〔原〕セミのヌケガラ。〔効〕解毒の効があり、主として皮膚病、腫物に用いる。

旋覆花《せんぷくか》＝〔原〕キク科のオグルマの花。〔効〕健胃、鎮嘔、鎮痛。

皀角刺《そうかくし》＝〔原〕サイカチの刺。〔効〕化膿性腫物に用い、膿を去る効がある。

蒼朮《そうじゅつ》＝〔原〕キク科のオケラの老根。〔効〕利尿、鎮痛。

葱白《そうはく》＝〔原〕ネギの白茎。〔効〕発汗、利尿剤。

桑白皮《そうはくひ》＝〔原〕桑の根の皮。〔効〕消炎、利尿剤で、咳嗽に用いる。

蘇子《そし》＝〔原〕シソの種子。〔効〕軽い興奮剤で、発汗、鎮咳、利尿の効がある。

蘇葉《そよう》＝〔原〕シソの葉。〔効〕気のめぐりをよくし、利尿、発汗、鎮咳の効がある。

大黄《だいおう》＝〔原〕中国産タデ科植物の根茎。〔効〕消炎誘導作用のある下剤。

大棗《たいそう》＝〔原〕ナツメの果実。〔効〕緩和作用のある強壮、利尿剤で、鎮咳鎮痛の効がある。
大腹皮《だいふくひ》＝〔原〕ビンロウの外果皮。〔効〕利尿剤、主として水腫に用いる。
代赭石《たいしゃせき》＝〔原〕天然の赤鉄鉱。〔効〕補血、止血の効があり、噯気に用いる。
沢瀉《たくしゃ》＝〔原〕サジオモダカの塊茎。〔効〕口渇を治し、尿利を益し、眩暈を治する。
胆礬《たんばん》＝〔原〕硫酸銅。〔効〕収斂、催吐の効があるが、主として外用剤に配伍する。
竹茹《ちくじょ》＝〔原〕ハチクのアマ皮。〔効〕鎮静、鎮咳剤。
竹節人参《ちくせつにんじん》＝〔原〕トチバニンジンの根茎。〔効〕人参と大同小異。
竹葉《ちくよう》＝〔原〕ハチクの葉。〔効〕鎮咳、下熱、清涼剤。
知母《ちも》＝〔原〕ハナスゲの根茎。〔効〕滋潤、下熱、鎮静。
丁香《ちょうこう》＝〔原〕チョウジの花蕾。〔効〕健胃、興奮。
釣藤鉤《ちょうとうこう》＝〔原〕カキカズラの鉤棘。釣藤ともいう。〔効〕鎮痙、鎮静。脳動脈の硬化、痙攣に用いる。
猪苓《ちょれい》＝〔原〕チョレイマイタケの菌核。〔効〕利尿、下熱および口渇を治する効がある。
陳皮《ちんぴ》＝〔原〕熟した蜜柑の皮。〔効〕健胃、鎮咳、鎮嘔。
天南星《てんなんしょう》＝〔原〕テンナンショウの根茎。〔効〕鎮静、鎮痙、利尿。
天麻《てんま》＝〔原〕オニノヤガラの根茎。〔効〕眩暈、頭痛、麻痺、痙攣を治する。
天門冬《てんもんどう》＝〔原〕クサスギカズラの根。〔効〕滋養、強壮、鎮咳、止渇。
当帰《とうき》＝〔原〕トウキの根。〔効〕補血、鎮痛、強壮。

燈心草《とうしんそう》＝〔原〕イグサ科のイグサの全草。〔効〕利尿。
桃仁《とうにん》＝〔原〕モモの子仁。〔効〕駆瘀血剤で、鎮痛、緩下の効がある。
土茯苓《どぶくりょう》＝〔原〕サルトリイバラの根茎。〔効〕梅毒の治療剤。
杜仲《とちゅう》＝〔原〕トチュウの樹皮。〔効〕強壮、鎮痛剤で、血圧降下作用がある。
独活《どっかつ》＝〔原〕シシウドまたはウドの老根。〔効〕発汗、鎮痛、解毒。
豚脂《とんし》＝〔原〕ブタの脂肪。〔効〕軟膏の基剤。
人参《にんじん》＝〔原〕チョウセンニンジンの根。〔効〕強壮、強精、健胃、滋潤。
忍冬《にんどう》＝〔原〕スイカズラの全草。〔効〕解毒、利尿剤で、化膿性疾患に用いる。
敗醤《はいしょう》＝〔原〕オミナエシまたはオトコエシの根。〔効〕消炎、排膿、利尿。
貝母《ばいも》＝〔原〕アミガサユリの鱗茎。〔効〕去痰、鎮咳、排膿剤。
白芥子《はくがいし》＝〔原〕アブラナ科のシロガラシの種子。〔効〕健胃、鎮咳、去痰。
麦芽《ばくが》＝〔原〕オオムギのもやし。〔効〕消化作用のある滋養剤。
麦門冬《ばくもんどう》＝〔原〕ジャノヒゲの塊根。〔効〕滋潤、去痰、鎮咳。
白頭翁《はくとうおう》＝〔原〕オキナグサの根。〔効〕消炎、収斂、止血、止渇。
白蠟《はくろう》＝〔原〕ハゼノキまたはウルシノキの実からとった蠟。〔効〕軟膏の基剤。
破胡紙《はこし》＝〔原〕オランダビユの種子。〔効〕強精剤で、腰痛、陰萎に用いる。
巴豆《はず》＝〔原〕ハズの種子。〔効〕峻下剤で、催吐の効もある。

薄荷《はっか》＝〔原〕ハッカの葉。〔効〕清涼、健胃、治頭痛。

馬明退《ばめいたい》＝〔原〕カイコの脱皮。〔効〕解毒剤。

半夏《はんげ》＝〔原〕カラスビシャクの塊茎。〔効〕鎮嘔、鎮吐、去痰、利尿、上衝を治する。

反鼻《はんぴ》＝〔原〕マムシの内臓を去ったもの。〔効〕興奮、強壮、排膿。

榧子《ひし》＝〔原〕カヤの種子。〔効〕条虫を駆除する。

白　姜蚕《びゃくきょうざん》＝〔原〕病気で死んで白く強直したカイコ。〔効〕排膿、催乳、鎮静、鎮痙。

百　合《びゃくごう》＝〔原〕ユリ科のササユリの鱗茎。〔効〕滋養強壮、鎮咳、去痰。

白芷《びゃくし》＝〔原〕ヨロイグサの根で代用。〔効〕排膿、鎮痛。

白　朮《びゃくじゅつ》＝〔原〕キク科のオケラの幼根。〔効〕利尿、健胃。

枇杷葉《びわよう》＝〔原〕ビワの葉。〔効〕鎮咳、鎮嘔、下熱、止渇。

檳榔子《びんろうし》＝〔原〕ビンロウジの種子。〔効〕消化、利尿、解毒、駆虫、裏急後重のある下痢を治す。

伏龍肝《ぶくりゅうかん》＝黄土の別名。

茯苓《ぶくりょう》＝〔原〕ブクリョウの菌核。〔効〕強壮、鎮静、利尿、体液の偏在を調整する。

附子《ぶし》＝〔原〕トリカブトの塊根。〔効〕興奮、鎮痛、治麻痺、新陳代謝機能を亢《たか》め、四肢の厥冷《けつれい》を治する。

劇薬につき、使用に注意。

別甲《べっこう》＝〔原〕スッポンの背甲。〔効〕強壮、下熱。

扁豆《へんず》＝〔原〕マメ科のフジマメの種子。〔効〕健胃、整腸、解毒。

防已《ぼうい》＝〔原〕オオツヅラフジの根。〔効〕利尿、鎮痛、浮腫、関節炎、神経痛に用いる。

防風《ぼうふう》＝〔原〕ボウフウの根。〔効〕発汗、下熱、解毒、鎮痛。

樸樕《ぼくそく》＝〔原〕クヌギ、ナラ、カシなどの樹皮。〔効〕解毒、消炎。化膿性腫物、皮膚病に用いる。

芒硝《ぼうしょう》＝〔原〕硫酸ナトリウム。硫酸マグネシウムだとする説もある。〔効〕瀉下、利尿。

虻虫《ぼうちゅう》＝〔原〕キイロアブ。〔効〕駆瘀血剤。足と翅を去って、丸薬の材料とする。

蜂蜜《ほうみつ》＝〔原〕ミツバチの蜜。〔効〕強壮、緩和剤。

蒲公英《ほこうえい》＝〔原〕タンポポの根。〔効〕健胃、利尿、催乳剤。

牡丹皮《ぼたんぴ》＝〔原〕ボタンの根皮。〔効〕消炎、鎮痛の作用ある駆瘀血剤。

牡蠣《ぼれい》＝〔原〕カキの貝殻。〔効〕鎮静、強壮、健胃、収斂。

麻黄《まおう》＝〔原〕マオウの地上部。〔効〕発汗、利尿、治喘咳、鎮痛。

麻子仁《ましにん》＝〔原〕アサの種子。〔効〕緩下剤。

蔓荊子《まんけいし》＝〔原〕ハマゴウの果実。〔効〕頭部の疾病、特に眼疾、耳疾に用いる。消炎、疏通。

蜜蠟《みつろう》＝〔原〕ミツバチの巣の蠟。〔効〕鎮痛の効があり、軟膏の基剤とする。

木通《もくつう》＝〔原〕アケビの木部。〔効〕消炎、利尿、通経、催乳。

木瓜《もくか》＝〔原〕カリンの果実。〔効〕筋肉の拘攣を治し、利尿の効がある。脚気、リウマチに用いる。

木香《もっこう》＝〔原〕東インド産キク科植物の根。〔効〕気の巡りをよくし、消化を助け下痢を止める。

熊胆《ゆうたん》＝〔原〕クマの胆嚢を乾燥したもの。〔効〕鎮痙、強心、解毒、健胃、胆汁分泌促進。

楊梅皮《ようばいひ》＝〔原〕ヤマモモ科のヤマモモの樹皮。〔効〕収斂、止血。

薏苡仁《よくいにん》＝〔原〕ハトムギの子仁。〔効〕利尿、消炎、鎮痛、排膿、治疣贅《ゆうぜい》。

乱髪霜《らんぱつそう》＝〔原〕人の頭髪の黒焼。〔効〕利尿、止血剤。

李根皮《りこんぴ》＝〔原〕バラ科のスモモの根皮。〔効〕消炎、鎮静。

竜眼肉《りゅうがんにく》＝〔原〕リュウガンの仮種皮。〔効〕滋養、強壮、鎮静。

竜骨《りゅうこつ》＝〔原〕前世紀の旧象などの骨の化石。〔効〕心悸亢進、異常興奮、不眠に用いる。

竜胆《りゅうたん》＝〔原〕リンドウの根。〔効〕消炎、健胃。

良姜《りょうきょう》＝〔原〕中国産ショウガ科植物の根茎。〔効〕健胃。

緑礬《りょくばん》＝〔原〕硫酸鉄。〔効〕収斂、補血。十二指腸虫病に用いる。

羚羊角《れいようかく》＝〔原〕ホンカモシカの角。カモシカの角で代用。〔効〕下熱、鎮静。

連翹《れんぎょう》＝〔原〕レンギョウの果実。〔効〕消炎、利尿、排膿、解毒剤。

蓮肉《れんにく》＝〔原〕ハスの種子。〔効〕健胃整腸。

鹿角《ろっかく》＝〔原〕シカの角。〔効〕強壮、興奮剤。黒焼として用いる。

露蜂房《ろほうぼう》＝〔原〕スズメバチ科のハチの巣の雨露にさらされたもの。〔効〕解毒、鎮痛、消炎、強精、催乳。

〔付録〕漢方医学を研究せんとする人のために

この本を読んで、漢方医学に興味をおぼえて、もっと深く研究したいと思う人は、どのようにすればよいか。その手引きとなるようなことを次に書き留めておく。

ここで注意しておきたいのは、漢方医学をいくら深く研究しても、日本の医師法では、医師の資格がなければ一般患者を相手に診療を行なうことは許されていない、ということである。ただし薬剤師の資格があれば、患者の相談相手となって薬をあたえることはできる。また、まったくの素人《しろうと》でも、漢方薬を用いて、家族などの特定の人びとを治療することは差し支えない。まして、自分の健康増進のためには、どんな治療をしても咎《とが》められることはない。

このごろでは、近代医学を学んだ医師や薬剤師の方がたで、漢方医学に興味をもって医学を研究する人が多くなった。また、病気で多年悩んでいる人が、なんとかして自分の病気を治そうとして、真剣に漢方と取り組んでいる場合もある。

基本的な心がまえ

私はかつて『漢方療法』という書物を書き、そのなかで「漢方医学を研究しようとする人のために」という項目を設けて、次のようなことを書いた。

志を立てること

たいへん古めかしい言葉で恐縮だが、まず漢方医学を研究しようとする志《こころざし》を立てることから始まる。志の立て方が篤くて真剣であれば、研究の道はおのずから開け、そのテンポも速いが、ちょっとした好奇心で漢方の世界を覗《のぞ》いてみようという態度であれば、十年やっても二十年やっても、この深くて広い漢方を自分のものにすることはむつかしい。

白紙に返して漢方と取り組め

漢方医学を研究する場合に、初めから近代西洋医学の立場で批判しながら研究したのでは、漢方を正しく理解することはむつかしい。漢方がいちおう自分のものになるまで、白紙に返してこの医学と取り組むことが必要である。近代医学の立場で批判するのは、漢方が自分のものになってから後のことである。

散木《さんぼく》になるな

散木というのは、中心になる幹がなくて、薪《まき》にしかならない小木の集まりのことである。漢方の世界は広いから、研究の方法を誤ると薪にしかならない散木のようなものになってしまう恐れがある。まず一本の幹になるものを選んで、これをものにするまでは、あれこれと心を動かさないことが必要である。幹が亭々《ていてい》と空にそびえるようになれば、枝、葉は自然に出てくる。病気を治療する方法はいろいろあり、それを巧みに応用して病気を治すということは結構なことであるが、中心になるものがなくて、「あれもよし、これもよし」と、乞食袋のようなものになってしまう人がある。

そこで、まず中心になるものを選ばなければならない。それにはどうすればよいか。

師匠につくこと

漢方のような伝統のある学術の研究にあっては、師匠について伝統を身につけることが必要である。それは、まず師匠の模倣からはじまる。初めから伝統を無視した自己流では、天才は別として、普通の場合は、問題とするに足りない。まず、しっかりとした伝統を身につけた上で、さらにその殻を破って、自分で自分の道を切り開いて進むのがよい。師匠を乗り超えて進むだけの気概がなければならない。

ところで現在の日本では、師匠につきたくても、師匠を得ることがむつかしい。また師匠はあっても、いろいろの事情で制約を受けて、師匠につくことが容易ではない。このような人たちは、漢方の研究会や講習会に出るとよい。日本の大都市では、ときどき講習会が開かれるので、これに参加すれば、漢方の本筋がどんなものであるかがわかる。ところで、何時《いつ》、何処《どこ》で、講習会や研究会が開かれるかは、月々刊行されている漢方の雑誌にニュースとして報道されるから、これらの雑誌の読者になっておくと便利である。

読むべき書物

漢方医学の根幹となるものは『傷寒論《しょうかんろん》』と『金匱要略《きんきようりゃく》』であるから、漢方の研究は、これらの古典に始まって、これらの古典に終るといってもよいほどである。しかし、これらの古典は難解で、これをマスターすることは容易でない。そこで、まず現代人の書いたものから読み始め、だんだんに古いものにさかのぼって読むようにするとよい。(この項、拙著『漢方と民間薬百科』より)

一つの学習例——八味丸を中心として

八味丸の証

八味丸《はちみがん》は一名を腎気丸《じんきがん》と呼び、『金匱要略』に出てくる重要な薬方である。私の恩師湯本求真先生は古方派の大家であったから、後世派の医家の愛用した地黄《じおう》と黄耆《おうぎ》が嫌いで、百味簞笥《ひゃくみだんす》にもこの二つの薬物を入れる引出しがなかった。若い時は先生もこれらの薬物を用いられたが、私が入門した当時の先生は、これらの薬物をいっさい用いられなかった。こんな風であったから、地黄を主薬とする八味丸を先生が用いられることはなく、私には、その用法がよくわからなかった。

ある日、私は先生に「八味丸の効力はどんな風ですか」と、おそるおそる尋ねてみた。すると、先生は「あれはよく効くよ、死んだ家内に飲ましたことがあるが、尿がすごくよく出た」とおっしゃった。それだけである。

先生の著『皇漢医学』を読んでみると、先生も若い頃は、八味丸をたびたび用いられたようである。そこで私も、この方の用法を知りたいと考え、ある日、ひとりの婦人患者にこの方を用いてみようと考え、先生の次の論説を参考にして、腹部軟弱無力の虚証の患者に、この方をあたえてみた。

『皇漢医学』の八味丸の条の腹証の項には次のように出ている。

「地黄は臍下不仁、煩熱ヲ治スル傍ラ強心作用ヲ呈シ、地黄、沢瀉、茯苓、附子ハ利尿作用ヲ発シ、薯蕷、山茱萸ハ滋養強壮作用ヲ現ハシ、牡丹皮ハ地黄ヲ扶ケテ煩熱ヲ治スルト同時ニ血ヲ和シ、桂枝ハ水毒ノ上衝ヲ抑制シ、附子ハ新陳代謝機ヲ刺衝シテ臍下不仁等ノ組織弛緩ヲ復旧セシムト共ニ下体部ノ冷感及知覚運動ノ不全或ハ全麻痺ヲ治スルヲ以テ、之等諸薬ヲ包含スル本方ハ臍下不仁ヲ主目的トシ、尿利ノ減少或ハ頻数及全身ノ煩熱或ハ手掌足蹠ニ更互的ニ出没スル煩熱ト冷感トヲ副目的トシ、更ニ既記及下記諸説ヲ参照シテ用ユベキモノトス。」

ところが、これを飲むと、下痢がはじまり、食欲がなくなったといって、患者はたった一日分を飲んだきりで、あとを返してきた。私は落胆した。そして、しばらく八味丸を用いることをあきらめて、古人の八味丸に関する見解や治験例を読んで考案をめぐらし、その後ぼつぼつと使用しているうちに、この方の用法が手に入り、いまでは私の診療所の繁用薬方の一つになってしまった。

私は「漢方と漢薬」第四巻第九号に「八味丸に就て」と題する一文を発表して、八味丸を用い始めた頃の私の考案を書き留めている。いまこの一文に省略を加えて、わかりやすく書き改め、私がどのようにして八味丸の用法を手に入れたか、その覚え書きをお目にかけることによって、これからの研究家の参考にしてみようと思う。

原典にみられる八味丸証

『金匱要略』の虚労篇には、次のような条文がある。

一、虚労、腰痛、少腹拘急、小便不利ノ者ハ、八味丸之《コレ》ヲ主《ツカサド》ル。

さて、この条文によると、八味丸は、虚労からくる腰痛、下腹の拘急(ひきつれ)、小便不利を治する効のあることがわかる。それでは、虚労とはどんな状態をいうのであろう。

二、夫《ソ》レ男子平人、脈大ヲ労トナス。極虚モ亦《マタ》労トナス。

男子平人というのは、別に特に病人らしくない人の意である。このような人でも、脈が大であるのは労の徴候であり、また脈がひどく虚して力のないものもまた労であるという意である。大の脈は立脈にみえるが、実は労であり、この大とは反対の極虚も同じく労である。『傷寒論』が「大過と不及」をあげて同じく病脈であるとしているのと同じである。

三、脈弦《ゲン》ニシテ大、弦ハ則《スナハ》チ減トナシ、大ハ則チ芤《コウ》トナス。減ハ則チ寒トナシ、芤《コウ》ハ則チ虚トナス。虚寒相搏ル、此ヲ名ヅケテ革トナス。婦人ハ則チ半産漏下、男子ハ則チ亡血失精。

弦《げん》、大《だい》、芤《こう》、革《かく》いずれも虚脈であり、婦人では流産や子宮出血、男子では失血や房事過度のさいなどにみられるという意である。

四、男子、脈虚沈弦、寒熱ナク、短気裏急、小便不利、面色白ク、時ニ目瞑、衄《ジク》ヲ兼ネ、少腹満ス。此レ労ノタメニ之ヲ然ラシム。

脈の虚沈弦も八味丸の脈としてみられることがある。短気は呼吸促迫、裏急は腹の突っ張る感じで、これも八味丸証としてあらわれることがある。面色白くは、かならずしも八味丸証としてみられるとは限らないが、貧血は八味丸の一つの徴候としてみられることがある。目瞑はめまい、衂は鼻出血で、萎縮腎、動脈硬化などのさいに八味丸を用いる目標となる。

五、労ノ病タル、其ノ脈浮大、手足煩シ、春夏劇《ハゲ》シク、秋冬瘥《イ》ユ。陰寒ク、精自ラ出デ、酸削行ク能《アタ》ハズ。

脈の浮大、手足の煩熱、脚腰がだるくて力がないという症状は、八味丸証としてあらわれることがある。「陰寒ク、精自ラ出デ」は、桂枝加竜骨牡蠣湯証にみられるが、八味丸を陰萎に用いるヒントにもなる。

以上の五カ条は、いずれも「虚労篇」に出ているが、次の（六）は痰飲欬嗽病篇に、（七）は消渇小便利淋篇に、（八）は婦人雑病篇に、（九）は中風歴節篇に出ている。

六、夫レ短気《タンキ》、微飲《ビイン》アリ、当《マサ》に小便ヨリ之《コレ》ヲ去ルベシ、苓桂朮甘湯之《リョウケイジュツカントウコレ》ヲ主《ツカサド》ル。腎気丸モマタ之ヲ主ル。

この条は、八味丸の応用の一例を示したもので、苓桂朮甘湯証との鑑別が必要である。

七、男子ノ消渇ハ、小便反《カヘ》ツテ多ク、一斗ヲ飲ムヲ以ツテ、小便一斗ナルハ、腎気丸之ヲ主ル。

この条は、渇して水を飲み、尿量もまた多い場合で、糖尿病に用いるのは、この条文による。

八、問フテ曰ク、婦人ノ病、飲食故ノ如ク、煩熱臥スヲ得ズ、而モ反ツテ倚息《イソク》スル者ハ何ゾヤ。師ノ曰ク、此レ転胞ト名ヅク、溺《ニョウ》スルヲ得ザルナリ。胞系了戻スルヲ以ツテノ故ニ、此ノ病ヲ致ス。但小便ヲ利スレバ則チ愈《イ》ユ。腎気丸之ヲ主ル。

倚息は物に倚《よ》りかかって呼吸をすること。溺は尿に同じ。胞系了戻は尿管がねじれること。

婦人病の手術後、産後、前立腺肥大などによる尿閉にこの方を用いるのは、この条の応用である。

「飲食故の如し」は飲食に異常のないことで、これも八味丸を用いるさいの目標である。

九、崔氏ノ八味丸ハ、脚気上ツテ、少腹ニ入リ、不仁スル者ヲ治ス。

不仁は麻痺である。脚気のしびれが足から上って腹にまで及んだものを治すというのである。

八味丸に関する先哲の論議

この項は、原文のままを引用すると、長くなり、また解りにくいところがあるので、適宜に取捨したり、解りやすく改めておいた。

『類聚方集覧』

八味丸の証は、その一は臍下を按《あん》じて陥没して指が入るもの、その二は小腹拘急および拘急して陰股に引く者、その三は小便不利の者、その四は小便かへって多きもの、その五は陰萎の者、みな之《これ》を主《つかさど》る。

『腹証奇覧』

八味丸。臍下不仁あるひは小腹不仁にして小便不利の者、又一症、手足煩熱し、腰痛、小腹拘急し、小便不利の者、又一症、不仁するにあらずして小腹拘急の者、又臍の四辺堅大にして盤の如く、これを按じて陰茎、陰門にひびいて痛む者、痳病、血症の者に此の症多し。

『聖剤発蘊』

八味丸、臍下不仁あるひは上腹までも不仁して小便不利もしくは自利する者なり。小腹不仁と云ふ者、之《これ》を捺《お》すにぶすりと凹みて力なく、あるひは腹底に暗然として冷気を覚《おぼ》ゆ。是《こ》れ則《すなは》ち附子の証なり。又この証あるひは悸し、あるひは手足冷《ひゆ》る者なり。又世に脚気と称する証にて、頭面、手足麻痺し色青ざめて、腹力なき者、この方の証あり。又一証、面色炎々として上逆し、昼夜色を思ふて戈《か》を立て久戦すれども漏精せざる者あり。後世これを強中といふ。陰萎の証より一層はげしき者なり。あるひは舌赤うして鳥の皮をむきたる様なるものあり。あるひは総身熱気つよく虚火暴動とも謂《い》ふべき者あり。この証にて喘急する者、此《この》方を用ふることあり。又水腫に用ふる者は、小腹脹満して下焦(下半身)に腫れ多く、之《これ》を按《あん》じて見るに腫れ軟にして勢なく、あちらへ捺《お》せば大いに凹みてぺったりとなり、こちらへ捺《お》せば又ぺったりとなり、早速もとの如くあがらず、小腹にかけて麻痺する気味あって、小腹に力なく小便不利する者甚効あり。一説に大人、小児共に遺尿に用ひて効ありと云ふ。予かつて之《これ》を試むるに、一旦薬を服せざる以前より甚だしくなり、後治する者なり。

『蕉窓方意解』

腹候は両脇下二行通り（左右の腹直筋）、拘攣（緊張）すれども、任脈水分の動（臍上の動悸）築々として亢《たか》ぶり、臍下より鳩尾《きゅうび》（みずおち）までも悸動するものなり。また臍下に青筋あらはれて、何となく膝下虚張するやうにて力なきあり、又臍下に青筋もなく虚張もせず、唯《ただ》下部力なく、ぐさぐさとして、くさりたる南瓜《すいか》をおすが如き状のものもあるなり。

『古訓医伝』

この八味丸の証は、元来陽気乏《とぼ》しくて、下部の水血和せず、時気の寒暑冷暖によりて乍《たちま》ちに膝脛麻痺不仁し、陽気乏しき故に、痛《いたみ》はなけれども、立起するとき膝脛痿弱して少しも歩行なりがたく、あるひは少しく腫《はれ》のあるもあり、その膝脛の不仁、だんだん股の辺に至り、追々《おいおい》上りて小腹までも不仁するに至る。故に脚気上って小腹に入りて不仁すと云へり。それのみならず、段々上行して両手も不仁し、甚しきときは口唇までも不仁するなり。これ皆陽気下に絶え、血分渋《しぶ》りて不順なるより、水気も従《したが》って和せざるなり。血分を主として陽気をめぐらし、水も順行を失ひたるを行《めぐ》らす薬なり。又一種腹中塊物ありて、その塊しきりに痛み、腸癰《ちょうよう》（虫垂炎）によく似て、掌を以てその塊をもむに、少しくひやひやする心持のある者は、かの厥陰篇に謂《い》ふ所《ところ》の冷結にして、これも八味丸の証なり。

『療治茶談』

産後の転胞(尿閉)には八味丸を用ひて多く効を得るものなれども、その中に効なきものあり。その時には古今医鑑に出である方を用ゆべし。極めて大効を得る良方なり。予たびたび試みたるに効を取りしこと甚だ多し。その方、甘遂《かんずい》極上好の品八匁を撰びて細末となし、飯糊におしまぜて、臍下に敷貼すべし。又甘草節六匁を以て湯に煎じ、しきりに与へ服さしむべし。忽《たちま》ち小便通じて人を一時に救ふこと奇妙なり。

『類聚方広義』

八味丸は、産後の浮腫、腰脚の冷痛、小腹不仁、小便不利の者を治す。また、いつも小便が淋瀝して、一昼夜に数十行も尿が出て、排尿のあと痛みがあり、いつも小便が出たい気味のあるもの、または便所に行きたくて途中で尿が漏れ、口中が乾燥して唾液の分泌の少ないものを気淋と云ひ、老人に多い。これにもよい。また陰萎および白濁症(尿の白く濁るもの)で、下腹に力がなく、腰から脚がだるかったり、しびれたり、痛んだりして、小便の近いものを治する。また婦人で、白い帯下《こしけ》の多く下りるものにもよい。(原漢文)

自家経験

以上のような古人の論説を読んで、八味丸の用法がおぼろげながら解ってきたので、この方を用いることになった。その頃の経験を書いてみよう。

第一例

結婚して半カ年ほどになる二十四歳の女性。十月八日、外来患者として診を請われた。主訴は、尿意頻数《ひんさく》と排尿後の尿道口の疼痛で、激しいときは二～三分間おきに便所に通うが、尿は少ししか出ず、そのあとの気分が名状しがたいほどに苦しいという。そのとき局部を温湿布するとややしのぎやすいが、乗物などにはとても乗っておれないという。夜も、そのために安眠せず、専門医の治療を一カ月あまり受けたが病状は悪くなる一方だという。食欲は平生通りで、発熱悪寒はない。口渇も口乾もない。大便は三日に一行で、月経は順調である。その他の症状としては右の肩の凝《こ》りと痔出血がときどきある。

患者は栄養、血色ともに普通で、下腹部は、圧によって不快感を覚えるが、軟弱無力ではなく、むしろ硬く、小腹拘急の状である。それに左腸骨窩の部分に索条物を触れ、圧に過敏である。小腹急結である。尿はひどく混濁しているが、肉眼では血液らしいものを見ない。

八味丸を梧桐子大（アオギリの種子ほどの大きさ）のもの三十個を一日量として投与。五日分の服薬で患者の苦痛は大半去って尿が快通するようになった。この八味丸は十一月四日まで服用して、同じ日に桃核承気湯《とうかくじょうきとう》に変方して、十二月十日まで続けた。桃核承気湯に変方したのは、尿道の症状が全く去ったのと、大便が秘して排便時に痔が痛んで出血するという訴えがあり、小腹急結という瘀血の腹証があったからである。痔の方も、これでよくなった。

この患者には八味丸証と桃核承気湯証との二つの薬方の証があったが、まず患者の苦痛のはなはだしい方を治するべきだと考え、八味丸をあたえ、次に桃核承気湯をあたえることにした。

第二例

初診は一月二十二日。患者は四十四歳の男性。主訴は膀胱障害で、五年ほど前から、夜間寝ていて蒲団《ふとん》に尿が漏れるという。一晩に三回から四回も出るが、一回量は少なく、蒲団が湿る程度である。昼間もまれに尿の漏れることがあり、どんな治療をしても寸効もなく、この頃では、すっかりあきらめていたが、第一例の患者の熱心な勧めで来院したという。その他の症状としては、性欲の減退と、冷えると両下肢が神経痛のように痛むこと、口渇のあること、尿の量の多いことである。大便は一日一行。

外見上は健康らしい男性で、血色も栄養もよい。脈は沈弦《ちんげん》である。下腹には力があって軟弱ではない。圧痛はない。尿には多少赤血球を証明する程度である。

八味丸を投与。経過良好で、四月二十三日まで約三カ月服薬して全治した。

第三例

五十九歳の婦人。数年来、糖尿病にかかり、地方の病院で治療を受けていたが、軽快しないという。主訴は、だるくて力がぬけたようだという。なお右の肩から上膊にかけて神経痛様の疼痛があり、手が後ろにまわらない。口渇がひどく、夜間も枕頭に水指を用意しておいて、ときどき水を飲む。尿量も多く、そのため安眠ができないという。食欲は普通で、大便は一日一行。

血色は悪く土色で、栄養は普通である。舌は赤く、乳頭があまりない。足がだるくて火照《ほて》る。ときどき目まいがする。腹診すると、下腹部には特別の抵抗や拘攣《こうれん》はないが、軟弱無力ではない。尿中の糖は強陽性である。

八味丸投与。服薬一週間で全身に力がつき、何となく爽快であるという。服薬五十二日で自宅に帰ったが、そのときは、上膊の神経痛が少し残っている程度で、他の苦痛はほとんどなくなった。

第四例

一月十六日初診。この日、東北の某県に開業中の同窓の友人より至急往診を請う旨の電話があった。病人というのは、友人の妻君で、産後に産褥熱にかかり、危急の状態であるという。

病室に入ると、手あての周到懇切なのには驚いたが、漢方の立場からみると、その処置がまちがいであることにすぐ気づいた。

患者は四〇度ほどに体温が上っているのに脈は沈弱《ちんじゃく》で頻数《ひんさく》ではない。尿閉を起こして小便は全く通ぜず、カテーテルで導尿しているのに、下腹には数個の氷嚢を置き、足には湯たんぽを当て、部屋は暖房されている。患者はしきりに口乾を訴え、口を漱《すす》いでいる。口が乾くために、眠れないという。

腹部は軟弱無力で、下腹部で硬いものは子宮だけで、その周囲は綿《わた》のようである。大便は自然には通じない。これほどの症状であるが食欲は多少ある。そこで至急に氷嚢を去り、八味丸をあたえたが、一～二日で小便が自然に通ずるようになり、熱も漸次下降して、一カ月足らずで全快した。

第五例

患者は七十一歳の婦人。数年前に脳出血にかかり、右の足の運びが悪い。それで、ときどき転倒することがある。患者は小便が快通しないことを気にしている。食物を多く摂ると、小便の出が悪くなって、下腹部が張って苦しいという。大便は一日一行あるが快通しない。食欲はある。口は乾く。最高血圧二一〇ミリを示している。脈は弦《げん》で力がある。腹直筋は左右ともに緊張し、右下腹に圧痛がある。

八味丸をあたえる。

初診時には付添人が必要であったが、三週間目からは一人で電車で来院するようになり、尿も大便も快通するようになって、すこぶる元気となった。

第六例

肺結核患者の治療中に八味丸証が突発的に出現した例。

患者は三十四歳の婦人で、某年十一月の初診。その頃、他の医師より来年の五月まではもつまいと言われたほどの重症であったが、麦門冬湯《ばくもんどうとう》の投与によって徐々に快方に向かい、二年後の八月頃から床に起き上がるようになり、その後、近隣に散歩に出られる程度となり、熱も三七度内外で、脈搏も八〇足らずという風で、すこぶる順調であった。ところが翌年七月二十日に突然に猛烈な腹痛を訴え、飲食物をことごとく吐くので、近くの医師に診てもらったが、甲医は腸捻転を疑い、乙医は腎臓結石だと診断した。二十二日に私が往診したときは、脈は今までより緊張を失って弱く、体温は従前通りであったが、顔色は憔悴《しょうすい》の模様であった。特異な症状としては、左の腎臓部から下腹にかけての発作性の疼痛で、ことに左腎に相当する部位は指頭が少し触れても堪えられないほどに痛む。吐くときには、どんな風に腹が痛むかと尋ねてみると、下腹から胸に痛みが突き上がってくるという。大便は二十日から自然便がなく、浣腸で一回出たきりであるという。食欲はなく、尿量は少なく、一日二〜三回の排尿で一回の量も一〇ccから二〇ccぐらいであるという。

そこで古人が奔豚《ほんとん》症と呼んだ病気であろうと考え、苓桂甘棗湯《りょうけいかんそうとう》をあたえた。一回飲むと、嘔吐は全く止み、痛みもずっと軽くなったが、小便は依然として増量せず、食欲もない。そこで二十五日になって八味丸に変方したところ、驚くほど小便が快通し、腹痛は拭《ぬぐ》うように去り、食欲は平生に復し、八味丸を服すること七日で、二十日以来の急性症状は全く消失した。『金匱要略』でいうところの〝胞系了戻〟はこのような場合を指したものであろうか。

著者略歴　大塚敬節（おおつか　けいせつ）
1900年（明治33）、高知市に生まれる。1923年、熊本医専卒。1930年、湯本求真に師事して漢方医学を学ぶ。1931年より漢方専門にて開業。以来、漢方復興の先駆的活動をつづけ、1950年、同志と共に日本東洋医学会を創立、同学会理事・評議員・会長・理事長等を歴任。また1974年、社団法人北里研究所附属東洋医学総合研究所設立と共に初代所長に就任、1978年からは財団法人日本漢方医学研究所理事長を兼任し、名実ともに今日における漢方興隆の基礎を築いた。その功績により1978年、日本医師会最高有功賞を受賞。1980年10月15日死去。
著書『皇漢医学要訣』『漢方医学臨床提要』『東洋医学史』『漢方診療の実際』（共著）『漢方診療三十年』『東洋医学とともに』『症候による漢方治療の実際』『臨床応用傷寒論解説』『漢方の特質』『漢方ひとすじ』『金匱要略講話』『大塚敬節著作集』（全８巻）その他。

新装版《しんそうばん》　漢方医学《かんぽういがく》

2001年５月20日　第１版第１刷発行
2023年５月20日　第１版第13刷発行

著　者　大《おお》　塚《つか》　敬《けい》　節《せつ》
発行者　矢　部　敬　一
発行所　株式会社　創　元　社
＜本社＞〒541-0047　大阪市中央区淡路町 4-3-6
TEL　06-6231-9010
＜東京支店＞〒101-0051 東京都千代田区神田神保町 1-2 田辺ビル
TEL　03-6811-0662
https://www.sogensha.co.jp/

印刷　モリモト印刷

ISBN978-4-422-41058-6　C0047

生活習慣病の漢方内科クリニック

入江祥史著　漢方内科医が治療してきた最も著名で患者数の多い生活習慣病のうち、高血圧、糖尿病、肥満、狭心症・心筋梗塞、脳卒中、痛風、喘息にターゲットを絞り、現代医学と漢方を併用しながら実践的な治療法を解説。　**四六判並製・256頁・1800円**

治りにくい病気の漢方治療　―アトピー・不妊症・喘息から不定愁訴まで―

入江祥史著　現代医学では治りにくい難治・慢性病のうち漢方が得意とする病気に絞り治療法を詳説。漢方理論・漢方薬の基礎知識も添えつつ、主にアトピー性皮膚炎、不妊症、気管支喘息、膠原病、認知症等を取り上げた。**四六判並製・272頁・1800円**

健保適用エキス剤による　漢方診療ハンドブック　増補改訂版（第4版）

桑木崇秀著　初学者および医療関係者のために編まれた治療必携の総合的ハンドブック。全六章構成で漢方剤の正しい運用法を解説。約三〇年ぶりの改訂となる「一般用漢方製剤承認基準」に対応した新版。　**B6判上製・408頁・3200円**

東洋医学概説

長濱善夫著　東洋医学の基礎概念・沿革・病理思想・診断法・古方・後世方・針灸・薬物・薬方にわたり、湯液および針灸を包括する東洋医学のその全貌を、具体的体系的に捉えた新鮮な概説書。　**A5判上製・350頁・6000円**

漢方概論　オンデマンド版

藤平健・小倉重成著　①漢方に関する一般知識②漢方の基礎知識③漢方の診断法④症候別治療の実際⑤病名別治療の実際⑥薬方解説⑦薬物解説の七篇に編成した医家のための漢方概論。　**A5判並製・718頁・10000円**

臨床応用　傷寒論解説

大塚敬節著　傷寒論と対決すること四〇年の著者による決定版。原文には厳密な校勘を加え、訳読と懇切な訳注と臨床的な解を施し、臨床の眼を添えた。付録に康平傷寒論全文。　**A5判上製・600頁・12000円**

金匱要略講話

大塚敬節主講、日本漢方医学研究所編　大塚先生を主講として二年にわたり日本漢方医学研究所で行われた金匱要略研究会の記録を整理編集した圧巻。多紀本を底本に臨床的に解説した初めての講説。　**A5判上製・650頁・15000円**

漢方診療三十年　―治験例を主とした治療の実際―

大塚敬節著　三十余年の治療体験の中から、難病を主とした貴重な治験三四七例を挙げてその治療経過を示すとともに、病名症候別と薬方別の索引により縦横に活用できるようにした新機軸の治療方針。　**A5判上製・392頁・9000円**

臨床応用　漢方処方解説　増補改訂版

矢数道明著　古方・後世方にわたる初めての処方解説の大著。主要処方一五四方を挙げ、その応用・目標・方解・加減・主治・鑑別・参考・治例を示し、さらに常用処方一〇七方を略解。六大索引を付す。　**A5判上製・760頁・16000円**

症例による　漢方治療の実際

松田邦夫著　豊富な経験から三六〇余の臨床例を選び、呼吸器、循環器、消化器等系統ごとに大別し、さらに感冒、喘息、糖尿病など症状・疾患別に配列。処方選択のポイントや加減のコツ、重要古典も解説。便利な索引を付す。　**A5判並製・500頁・8500円**